医学的未来 | 系列
The Future of Medicine

完美

[英] 丹尼尔·M. 戴维斯 —— 著
by Daniel M.Davis

治愈

—— 激发
自身免疫力

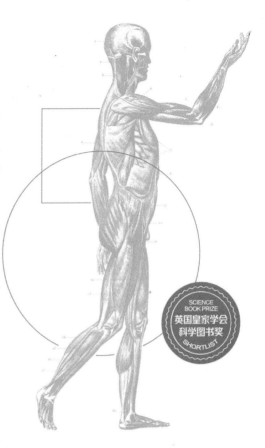

SCIENCE
BOOK PRIZE
英国皇家学会
科学图书奖
SHORTLIST

邹海心 聂瑛洁 毛 健 —— 译

THE BEAUTIFUL CURE
The Revolution in Immunology and
What It Means for Your Health

U0211030

C⁀S Ƙ 湖南科学技术出版社

——谨以此书纪念杰克和鲁比·福克纳

布拉姆·斯托克
在《德古拉》（1897 年）一书中写到

有些谜团，一直被猜测，却始终未解。

经过一代又一代，面纱逐渐被揭开。请

相信我，真相已近在咫尺。

写给专业科学家的话

　　免疫学是一门内容异常丰富的学科。在此，我要向在这本书里面没有被提及，或者描述内容过于简短的科学家先道个歉。如 P.G. 沃德豪斯在 1937 年夏天的《月光》（1937 年）中写的那样："这种叙述不可避免的缺点之一就是，编年史作者为了追踪某些人的命运，不得不把注意力集中在他们身上，从而忽视了同样值得注意的其他人。"我尽量对所涉及的科学家进行了采访，也对原始资料进行了仔细研读，试图描绘出这个学科发展的脉络图。遗憾的是，和其他任何一本书一样，我仍然只能管中窥豹，而无法面面俱到。

序

　　作为致力于研究生命科学的学者，特别是作为一名免疫学家，常常会在漫长的探索研究中出现一个个激动人心的时刻。而这些时刻，是一个个带给生命希望的新型疗法。近年来，许多基于免疫的新型疗法，已被添加到医生的工具箱中，用于治疗不仅仅限于癌症的各种疑难病症。许多过去被认为无法治愈的疑难病症，如"难治性急性B淋巴细胞性白血病"儿童患者已经通过移植CAR-19 T淋巴细胞而得到治愈，这个于2017年获得批准的基于免疫细胞的疗法（第8章），是具有革命性的。不止于此，另一种基于抗体免疫检查点抑制剂（ICI）的疗法，则利用癌症患者自身免疫细胞对肿瘤细胞的杀伤能力，增强治愈力，从而显著延长了患者的生存期。这些与生命和家庭息息相关的免疫学知识，都会在这本书里得到科学普及。

完美治愈
——激发自身免疫力

这样的新疗法在一天天艰难但是不间断地研发出来。然而，我们这一代免疫学家今天面临的最大挑战是新型冠状病毒的大流行。在世界各地，科学家和医生尽其所能，发挥技能和知识，并以创造历史的速度开发了200多种新型冠状病毒疫苗。这些努力已成功遏制了世界大部分地区新型冠状病毒肺炎疫情的毁灭性传播。尽管这一成就广受赞誉，但仍普遍存在许多认知层面的问题。一些缺少科学常识的误导充斥着社交媒体空间，很大程度地阻碍了有效疫苗的大范围接种。效力较低的疫苗在市场上占有不应有的份额，这些都危及公众健康，使专注于科学研究的免疫学家们深感无力。而这一现象，也许正是由于公众对免疫学缺乏最起码的了解造成的。而这本书，就是最及时的一本普及型书籍。

我是多年从事生命医学的研究人员，同时也执教美国本科生物专业高年级生的"基础临床免疫学"，对于学生们时常受到的压力，我感同身受，因为他们要在短时间内熟悉这么多的专业术语和数据，并且学会使用它们来分析细胞和生理水平的免疫反应。而免疫学是一门如此复杂的学科，几乎涉及人类生活的方方面面，包括过敏、癌症、疫苗、自身免疫性疾病、免疫缺陷、移植生物学、季节性流感等，甚至肥胖、2型糖尿病等代谢综合征的进展也有其基础。它也是一个不断发展的学科，因为每天都有新的发现和进步，许多旧的理念已经过时了。由于这些复杂性，免疫学家与公众就免疫干预，例如疫苗接种等的益处进行有效沟通，就不可避免地变得越来越具有挑战性。伪科学传播者则利用这种沟通中断，经常歪曲词义误导大众。这就是为什么，用免疫学的基本科学知识，教育公众对于新型冠状病毒的有效控制，和其他可能危及人类生存的传染病的及时预防，如此至关重要的原因；这就是为什么，将这本书及时介绍给中国读者多么重要的原因，特别是在举国抗击新型冠状病毒的关键时刻。

作者是一个熟练的会讲故事的人，他巧妙地将一个个无聊的科学发现变成了一个个引人入胜的侦探故事。通过重点介绍 8 个免疫学上给患者带来巨大临床益处的开创性发现，生动地概括了这些科学领袖的思路和他们在艰苦发现过程中的奋斗历程，同时巧妙地将基本的免疫学概念介绍给广大读者。对于高中生、大学生和对生命科学感兴趣的人，以及想要用知识武装自己以对抗错误信息的人来说，这是一本必读的书。读完这本书之后，您将能够具备一些免疫学方面做自我判断的能力。比如，无论制药商说什么，或者什么人告诉你，一个仅仅经过 15 天研究就发行的药物不可能成为任何疾病的灵丹妙药。您也可能通过分析引申，了解各种新型冠状病毒疫苗的基本工作原理,以及哪种疫苗更有效(第1章和第2章)。您还将具备一些有益的健康知识,比如长时间工作和压力,会如何损害您的免疫系统(第5章)等等。

请享受你的阅读。

范涌教授

——博士毕业于美国匹兹堡大学,现任职于匹兹堡细胞医疗研究所,并兼卡耐基梅隆大学生物系副教授。范教授长期从事人类自身免疫疾病的研究,在Ⅰ型糖尿病治疗及器官移植免疫耐受方面多有建树。

写在前面的话

随着手机和互联网的普及，关于如何保健、如何养生的文章铺天盖地地裹挟着人们。大量良莠不齐的资料和许多虚假甚至有害的信息鱼目混珠，干扰着人们的判断。这些爆炸般的养生信息在得到大量推崇的背后，是人们对疾病的焦虑、恐慌，对健康的关注和渴求。"免疫力"逐渐成为老百姓关心的话题。过去人们只知道例如类风湿关节炎、系统性红斑狼疮、干燥综合征、强直性脊柱炎等疾病和人体免疫功能有关，现今没有人会低估免疫学的重要性，尤其是新型冠状病毒肺炎肆虐全球，使得"免疫"这个与每个人的生存及生活密切相关的领域得到了更多地关注和高度重视。

新冠肺炎疫情令大家对免疫学知识的渴求变得非常强烈，作为免疫学专业的人，一种强烈的责任感推动我思考着手写一部关于免疫学的科普书，让大家能够看得懂免疫学，能用一些适当的方式来维持免疫平衡。在我收集各类素材的过程中，机缘巧合地从国外购买到了由芝加哥大学出版的《完美治愈——激发自身免疫力》(*The Beautiful Cure: The Revolution in Immunology and What It Means for Your Health*)。看完这本书，我的第一感觉就是，免疫学科普书不需要我来写了。因为此书已经用最通俗易懂的语言，巧妙地摈弃了"抗原""抗体""细胞因子"等晦涩难懂的专业术语，把免疫学最美、最精彩的内容呈现给了大家。

原著作者是英国曼彻斯特大学免疫学家丹尼尔·M. 戴维斯(Daniel M. Davis)，他主要研究自身免疫性疾病和肿瘤免疫治疗，在多种权威期刊，包括《自然》《科学》和《科学美国人》上发表了130多篇学术论文，被引用了上万次。他同时也是一位非常优秀的科普作家。本书主要讲述了疾病与免疫的故事，带领读者了解人类抵抗疾病和治愈疾病的历史，并展望未来各种新的免疫疗法。他写的《你为什么与众不同——相容性基因》(*The Compatibility Gene*)被选为2014年英国皇家学会温顿科学图书奖(Royal Society Winton Science Book Prize)，入围"生物图书奖"的候选名单。

本书借用了第 65 届奥斯卡金像奖电影《吸血僵尸惊情四百年》中男主角德古拉伯爵的一句台词："有些谜团，一直被猜测，却始终未解。经过一代又一代，面纱逐渐被揭开。请相信我，真相已近在咫尺。"该电影改编自布拉姆·斯托克的小说《德古拉》。接着，作者讲了一个故事，关于对科学的认识理解，一位艺术家对他的朋友说："看看那朵花，它是多么美丽呀。""我们从艺术的角度欣赏并颂扬这种美，而在科学家的眼里，花朵是无趣的，花儿在科学家面前都会凋零、枯萎。"诺贝尔奖得主、物理学家理查德·费曼并不认同这位艺术家的毫无道理的"古怪"观点。费曼带着浓郁的纽约口音反驳，作为一名科学家，他不仅能欣赏这朵花的美丽，他还能知道花的内部结构也很奇妙——它的细胞、化学反应和生物进化的过程，以及它所包含的许多复杂的系统。科学家知道花吸引了昆虫，就能推断出昆虫也觉得花是美的，在美学上是令人愉悦的，这反过来又引发了关于进化和认知的各种各样的问题。因此，费曼最后总结说："科学只会增加我们对一朵花的神秘感、敬畏感和兴奋性。"诚然，许多人都认为科学是无趣的，是实验室里的瓶瓶罐罐和动物房的小白鼠，是无数莫名其妙、看不懂的公式和术语，而科学家也因此被看作是"高深莫测"、不食人间烟火的另类人群。

从科学家的视野看待事物的眼光和大家的看法可能确实会有所不同，但正是学术界在不断开拓人类的认知。他们是人类生存环境和未来的眺望者，他们在尝试利用现有的知识，为人类的生存和生活做出预测，发出警报，也在无望中寻找希望。

本书还让我们了解衰老、压力等如何影响身体对各种致病危险因素的反应能力，以及运动如何与我们的免疫力相互作用，如太极拳、冥想或大笑等。当人们在尝试寻找答案时，答案出人意料——抱歉，科学家真的不知道正确答案，因为目前的科学研究还做得不是很好。事实上，科学发现都是逐步推进的，经历无数失败后，偶尔会有一些机会让我们得以窥视一下神秘的科学未知世界。

大自然从来就没有给予人类喘息的机会。不断变化的气候似乎打开了潘多拉魔盒。很多带有病原体的尸体，会从永久冻土中解冻出来，那些病原体可以造成人类难以控制的瘟疫，进而导致人类灭顶之灾。我们还应该更加关注和了解那些曾经被克服的问题，它犹如悬在人类头顶的剑，你知道它很可能卷土重来，但是你无法确知它何时会来。所以，人类与生存中的各种力量之间的战争是永无止境的。2002 年的SARS，以及现在仍在肆虐的新冠病毒，都再次证明着作者此话的正确。

世界上最微小的东西在人类历史上产生了最大的影响：疟疾、鼠疫、西班牙流感、霍乱、肺结核、艾滋病和天花。这些疾病都是肉眼看不见的病毒或细菌引起的。病毒实在是小得看不见，甚至不能算作生命体。它是仅仅由 DNA 或 RNA 组成，"跳出三界外，不在五行中"的第六界物质。伟大的免疫学家发现了消灭天花的方法，被视为人类最伟大的成就之一。牛痘苗的发现，人类得以在 1980 年宣布消灭了数百万年以来给人类造成无法估计的疾病。"疫苗"，从此成为人类与疾病斗争的有力武器，是人类免疫史的荣誉勋章，而人类仍然面临着更严峻的挑战。

有些年份在免疫史上意义重大，比如 2018 年。这一年诺贝尔生理学或医学奖颁发给了美国免疫学家詹姆斯·P. 艾利森（James P. Alison）和日本免疫学家本庶佑（Tasuku Honjo），表彰他们"发现免疫抑制在癌症疗法方面的贡献"，这标志着人类对免疫系统的科学探索取得了非比寻常的突破。过去肿瘤的治疗方法主要是针对肿瘤细胞，新的治疗方法主要是针对免疫系统，这让治愈癌症成为可能。我们看到，免疫学改变了治疗癌症的道路，给肿瘤患者带来了生存的希望。

完美治愈
——激发自身免疫力

陶渊明在 1600 年前说："林尽水源，便得一山，山有小口，仿佛若有光。"免疫学世界是美好的桃花源，是浩瀚的星辰大海，而且是真实的存在，是人类可以借助的力量。在探索免疫秘境的道路上，我们已经看到了光，在接近治愈之法，在抗击癌症及相关免疫性疾病的道路上，相信免疫学一定能助人类一臂之力。

由于此书是用英文写成的，又是医学类的专业科普书，要想把它推荐给中国的读者，就亟须一本非常好的译著，不仅要求译者有深厚的语言能力以维持原著幽默风趣的风格，又要求正确翻译专业词汇以准确无误地表达书中的内容，对翻译的要求之高不言而喻。然而当我拿到邹海心老师翻译的这本书时，所有担忧一扫而空，唯有惊喜，禁不住被邹老师的专业和博学深深打动。本译著趣味性极强，通俗易懂，让人爱不释手。相信当你打开这本书的时候，定能享受到打开免疫这扇神奇之门的乐趣，这也便是最令海心老师欣慰的事了。

贵州省人民医院 聂瑛洁博士 教授

2022 年 3 月 26 日

目　录

前　言

　　一位艺术家对他的朋友说："看看那朵花，它是多么美丽呀。""我们从艺术的角度欣赏并颂扬这种美，而在科学家的眼里，花朵是无趣的，花儿在科学家面前都会凋零、枯萎。"似乎科学给花儿用上了死亡滤镜。

　　艺术家的这位朋友是谁呢，他就是诺贝尔物理学奖得主理查德·费曼（Richard Feynman），费曼先生认为这位艺术家的观点"有点疯狂"。费曼反驳说，作为一名科学家，他不但能欣赏这朵花的美丽，他还知道花的内部结构有多奇妙——它的细胞、化学和生物过程，以及所有复杂的系统。此外，费曼解释道：我们知道花可以吸引昆虫，我们也许可以据此推断，昆虫知道花很美。进一步，又引出了关于进化、认知和光的各种衍生问题。"科学，"费曼正色道，"只会增加我们对一朵花的神秘感、敬畏感和兴奋性。是的，它只会锦上添花。"1981 年，在我 11 岁的时候，

完美治愈
——激发自身免疫力

费曼接受了英国广播公司（BBC）电视的采访，在电视上，费曼操着浓重的纽约口音，绘声绘色地讲述了这场著名的、艺术家和科学家之间的对话。他身后的窗台上，玫瑰花在风中摇曳着，屋外的阳光照射进来，斑斑驳驳——当时的场景挥之不去，那时的我清楚地听到了发自内心的想法——我要做个科学家。时光荏苒，现在的我带领一组研究人员对人类免疫细胞进行着细致的研究，我亲眼目睹了科学是如何揭示美的，如果没有我们锲而不舍的努力，它只能在人体深处蒙尘。也许，人体内部结构没有进化成花一样的美丽，但它的细节和功能却让人叹为观止。

在所有人类生物学中，研究最多、挖掘得最深入的过程是人体对伤口或感染的反应。这些熟悉的症状——红肿、疼痛、发炎——掩盖了皮肤下正在发生的奇迹。不同的细胞成群地飞奔到那里，对抗和消灭细菌、修复损伤和处理战场上留下的碎片。这种反射并不受意识的控制，而是我们生存不可或缺的。

有一个朴素的观点认为，身体会攻击那些侵入伤口的细菌，是因为我们的免疫系统有一个既定程序——识别出不属于我们身体的"异物"，然后对其发动攻击。但稍作思考就会发现，这个观点是站不住脚的。我们天天吃的食物也不是我们身体的一部分，但是你的免疫系统却不会对它做出过多的反应。更令人啧啧称奇的是，你的免疫系统还能够区分肠道中细菌的好坏——放行友军，截住危险的致病微生物，然后想办法干掉它。

并不是所有被人体视为"异物"的东西都会触发免疫反应，这一重要的观点直到1989年才出现；而更深刻和更进一步的发现，也许需要人类走上一段更长的路。与此同时，一场艰苦的、改变了游戏规则的科学冒险活动开始了，免疫世界神秘的大门被徐徐开启，逐渐露出了它的真实面目——它并不是一个由几类免疫细胞组成的简单电路结构，而是一个由连锁子系统组成的多层次、动态的交错结构——这是迄今为止，我们所知的，人类进行的科学探索中最复杂、最重要的研究前沿之一。正如这本书所显示的，这些了不起的发现颠覆了我们对人体的认知，势必将在21世纪引发一场医学革命。

首先，我们意识到，身体对抗疾病的能力是持续变化着的。由于受压力、老龄化、四时四季和心理状态的影响，我们免疫系统的功能也时强时弱，不断地波动，努力调节在平衡状态，人体健康状态因此也像在走钢丝般维持着平衡。例如，我们血液中免疫细胞的数量往往在晚上达到顶峰，而在早上则处于最低值。我们的免疫系统在夜间会发生许多变化，就像当我们处于不同的活动状态或耗能状态时，也会发生改变。睡眠质量也会影响免疫系统。睡眠减少——每晚不到 5 小时——会增加罹患普通感冒和肺炎的风险。还有别的一些影响免疫系统的因素，我们将在这本书里探讨夜班工作对我们免疫系统的影响，以及锻炼，比如太极或冥想，是否能够帮助我们减轻压力，对抗感染。

就像迷宫一样，我们推开一扇大门又看到另外一扇，新的谜团不断出现。在我们的身体如何对抗疾病，以及健康需要什么这两方面，这些观点挑战了我们曾经持有的简单观点。粗略来说，免疫系统攻击的目标确实是人体中的"异物"。但是，免疫系统攻击"异物"的过程，是由一层又一层的生物学检查和制衡着的，而真正运行这个过程的，是体内数不胜数的细胞和分子。尽管仍然还有许多未解之谜，但是这些发现已经在挑战我们过去一直持有的关于身体如何对抗疾病，维持健康的简单观念。尽管粗略看来这种说法是对的，也就是免疫系统是针对那些不属于你的部分，但是很显然，免疫系统层层叠叠的生物学结构和平衡，是由体内数不胜数的细胞和分子运行和调控着的。为了解决这些神秘和复杂的问题，我们必须面对和回答另外一些问题，一些与人类健康和福祉息息相关的问题：为什么有些人会患上癌症，我们的免疫系统能战胜癌症吗？疫苗是如何发挥作用的，我们如何使疫苗更有效？究竟什么是自身免疫性疾病，我们能做些什么呢？其实，依靠自身免疫系统的防御这一天然屏障，可以解决大部分折磨人的疾病。科学送给人类健康的大礼包里面，最重要的礼物之一就是理解和充分利用这种天然免疫的力量。

尽管有些药物，如青霉素，可以直接杀死微生物；但是人类的很多疾病，从癌症到糖尿病，用一些新型药物可能会控制得更好，甚至达到最好的效果。而这些新型药物是通过增强或者抑制免疫系统的活动而起到作用的。青霉素是科学家从真菌里面分离出来的天然药物，而可以作用于免疫系统的新型药物不像青霉素，它们是科学家精心"设计"出来的。研究免疫系统的科学家可以设计出一些有望成为治疗手段的价值数十亿美元的药物，但这些药物必须经过极度精准的设计才能发挥治疗作用。如果我们过度激活免疫系统，健康的细胞和组织就会被破坏；如果我们完全关闭它，人体就很容易被那些原来很好对付的微生物感染。新技术是双刃剑，免疫治疗的潜在好处是不稳定的，但如果弄错了的后果是很恐怖的。免疫治疗的结果是一念天堂，一念地狱。

人们在理解免疫学上所做的巨大努力，例如对人体衰老过程的认知，为人类生物学的许多其他领域带来了新的见解，打开了新大门。数据显示，80%~90%死于流感病毒感染的人，是超过 65 岁的老年人。为什么随着年龄增长，我们抗感染的能力越来越弱呢？为什么我们越来越容易患上自身免疫性疾病，变得越来越难以恢复呢？现在我们知道的是，一是因为年龄越大，血液循环中的某些类型的免疫细胞就越少。二是老年人免疫细胞检测疾病的能力变差。挑战衰老的情况更加复杂，老年人经常面临睡眠不足和压力的困扰，这也影响了我们的免疫系统。想找出每一个因素对我们的健康有多大的影响是非常困难的，因为几乎不可能孤立其中任何一个因素。比如，虽然压力会影响我们的免疫系统，但睡眠不足也会让人压力变大，这使得我们很难知道这两者各自对免疫系统的影响有多大。

事实上，身体里的每一个细小的部分都是互相掣肘和相互共存的，这种相爱相杀的程度远超你我的想象。最近的发现显示，免疫系统与各种各样的疾病密切相关，这些疾病似乎与免疫系统对抗微生物的能力无关，例如心脏问题、神经功能紊乱，甚至肥胖症。在我的第一本书《你为什么与众不同——相容性基因》里面，讨论了免疫系统的一个要素，即影响我们个体对感染反应的少数基因。而本书描绘的是更大的画面：免疫系统（局部和整体）为什么，又是如何变化的，从整体上如何去调控和引导它。

　　这是一本关于追寻科学之梦的过程，也是一本描绘科学思想轨迹的图书。这个寻求理解人体"免疫力"的历程，是人类最伟大的科学冒险之一。我们现在已知的知识体系，大多都是前辈们努力得来的，甚至献出了宝贵的生命而获得的，而我们现在的成就更是站在前辈科学家的肩膀上才能够取得。现代科学的分类如此细化，免疫学领域的科学家们各自在自己的一亩三分地里面辛苦耕耘，涓涓细流终将汇成大江大河，终将问鼎世界最高奖项、造福于老百姓。在这个过程中，对科学的执着和热情成为一种强有力的纽带和吸引力，让科学家们紧密相连、惺惺相惜，甚至可以让原来无法共居一室的科学家为了共同理想坐在了一起。

　　我自己的研究内容主要是借助和使用专业显微镜，观察免疫细胞相互作用时在接触点发生了什么，观察免疫细胞与其他细胞的接触，观察免疫细胞如何判断其他细胞是否健康。我窥探着它们、分析着它们，乐在其中。弄清楚免疫细胞如何相互沟通，以及它们如何检测其他细胞中的种种疾病迹象，这可以帮助我们准确地理解免疫系统是如何被调控的。我们每个科学家只关注免疫系统的一小部分，每次前进一点点。

当我们把一朵花儿般的完整系统分割成各种小部件，虽然并不像理查德·费曼的艺术家朋友所说的那么枯燥乏味，但也不是完全令人满意的事情。所有的小部件都是一起协同工作的，每个部件只有在被看作是整体的一部分时才有意义。以往的免疫系统教科书倾向于依次讨论每个分子或细胞的作用，但这就像解释什么是自行车一样，分别描述什么是轮子，什么是把手，刹车又是什么。这些小部件貌似单独存在，其实是互相帮助和制约着双方，它们之间的关系才是重点。就像诸多部件建立起一个系统一样，系统也定义了各个部件存在的意义。我们的眼光既要着眼于细节，也要必须从全局出发，只有这样，我们才能将我们对免疫力的知识用于未来的一场颠覆性的健康革命。我们将在本书的后半部分探讨这一革命。

在本书的开始，追溯了这场全球免疫科学冒险的起源，一个由无名英雄和世俗眼中"离经叛道"的科学家们组成的冒险队伍，他们发现了免疫系统是如何和为什么以它独有的方式运作的。在他们眼中，免疫系统看起来是如此复杂、微妙和优雅，和发现原子结构、恒星的诞生一样，这些科学前沿的大发现都是那么地鼓舞人心。

第一章
————

免疫学革命

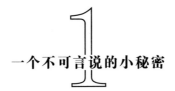

一个不可言说的小秘密

　　怎样才能将事情做得比别人更优秀呢？ 2008 年，国际上召集了几位经验丰富的国际象棋高手，举行了一场有趣的国际象棋比赛。这盘棋局要求以最快的速度结束棋局，既可以五步获胜，也可以三步获胜。其中，五步获胜法很有名也被大家所熟知；而三步获胜法虽然更快，但却是鲜为人知的方法。不出所料，大多数国际象棋高手选择了熟悉而又稳妥的五步获胜法；只有最优秀的棋手，甚至是大师级别的，既有能力看到三步获胜法，也有胆量去运用。这个比赛很有趣，可以看出来，使用之前行之有效的方法来解决问题，是我们这些"平凡人"做事的天性，我们甚至称赞这种人"经验丰富"。但是，有时候我们经验越多，越有可能阻碍我们的视野，也越有可能被过去的经验捆住手脚，变得难以接受新事物，更加无法让事业产生质的飞跃。

这个时代伟大的科学家，是那些尽管有专业知识、有经验、有教训，但仍然可以跳出固有思维的条条框框，可以自由思考、让思想自由翱翔的人；在普通人的眼里，他们说话和做事的方式特立独行，思想跳跃，让人感觉不着边际。按照这个标准，耶鲁大学免疫学家查尔斯·A.詹韦（Charles A. Janeway）当之无愧是我们最伟大的科学家之一，他也被认为是"这个星球上最令人兴奋、最体面、最有思想的免疫学家之一"。

查尔斯·A.詹韦1943年出生于波士顿，在哈佛大学学习化学和医学。他的行医道路受到了他父亲、哈佛著名儿科医生和波士顿儿童医院的一位系主任的影响，但詹韦很快就意识到，外科医生的生涯将会是多么枯燥和程序化；于是，他把注意力转向了基础研究。他不但早婚早育，他还早早于1970年和妻子莎莉离了婚，那年他才27岁，孩子也才1岁。虽然这短暂的婚姻让他很长时间都郁郁寡欢，但离婚之后的时光却给了他专注于科研的机会，可以说是弥补了婚姻对他的伤害。1977年，他加入了耶鲁大学，在那里他梅开二度，幸运地遇到了他的第二任妻子，金·波特姆利，也是一位著名的免疫学家。

时间到了1989年，詹韦突然对一些免疫学进程中大家公认或者司空见惯的一些"小技巧"产生了疑虑，詹韦把这些"小技巧"称之为"不可言说的小秘密"。他思考的问题是关于疫苗及疫苗是如何发挥作用的。疫苗作用的基本原理是基于人们熟知的这样一个现象：当你所感染的细菌或病毒是你曾经感染过的细菌或病毒，你的免疫系统会更高效地干掉这些"熟悉的敌人"。因此，得出这样一条教条，疫苗是通过将你事先暴露于致死或灭活的微生物而发挥免疫作用的。你的免疫系统被激发，建立起一个防御机制，而且它会存在很长的时间；当你再次遇到同样的细菌或病毒时，这个防御机制会迅速帮助你去对付这些微生物。特定免疫细胞会被特定微生物激活，它不断增殖——即使微生物已经被人体消灭了——这些被激活增殖的免疫细胞还会在体内存活很长时间。这就意味着免疫系统已经做好准备，有能力对抗相同的微生物了。通过这样的解释，看起来，在寥寥数语之间，我们就把人类这么伟大的科学发现说清楚了。

但是，再深究一下就会发现，接种疫苗的出现，似乎让人嗅出了一股炼金术的味道。这里说的"不可言说的小秘密"指的是，疫苗只有在添加所谓的"佐剂"时才能正常工作，是一种人为的干预和小技巧的使用。佐剂（源自拉丁文"*adiuware*"，其意思是"to Help"）是一种化学物质，如氢氧化铝，这是在很偶然的情况下被发现的，有助于疫苗发挥作用。在免疫学的进程中，似乎氢氧化铝和它的作用都是件小事情，不足为道。但在詹韦看来，这个小技术或者称之为小技巧的出现，却暴露了我们的漏洞所在，因为还没有人能真正解释它的作用原理。毫无疑问，了解疫苗接种是很重要的——回顾人类的健康史，除了挽救无数生命的干净的水、抗生素以外，再没有任何其他东西能和疫苗相比——至此，詹韦下定了决心，准备投身于研究和理解"佐剂"是如何起作用的。在这个过程中，他揭示了一种关于人类免疫系统如何真正发挥作用的全新思想。

追溯人类历史上的疫苗接种，最早是种痘之术（种人痘）——远远早于现代医学免疫秩序建立之前。在古代史料记载和民间口口相传中，中国的唐朝、印度和一些非洲国家，就已经开始实施这种拯救了无数生命的人痘接种之术——健康人与天花患者之间的刻意感染，一种以毒攻毒的方法。但是西方世界的科学故事于1721年才开始，当时一场天花的流行威胁到了英国皇室，尤其是孩子们，皇室成员一时间焦头烂额。虽然他们曾风闻乡村传统做法和其他国家对付天花的办法，但关于如何准确地使用那些办法的细节却众说纷纭。彼时，中国的人痘接种术由俄国传至土耳其，此后又流传到英国。应用天花水泡液是最好的办法吗？或者用手上的天花伤疤效果更好？众所周知，人的一生中只会得一次天花，所以真正的问题是，多大剂量的天花痘痂可以接种到健康人身上，同时又能保证不杀死这些健康人。在英国皇室正式接种疫苗之前，需要进行一项测试，以确定接种的安全性和有效性——囚犯是最适合的能胜任这份皇室赋予的"光荣"任务的志愿者。

西方免疫史上首次记录的"临床试验"，就是在这群"志愿者"身上进行的，他们要么参加这次有可能致死的临床试验，要么面临明确的司法裁决的死刑。1721 年 8 月 9 日，在六名囚犯的胳膊和腿上划出切口，再将天花患者的皮肤和脓液擦进切口里。另一名囚犯是接受了患者的皮肤和脓液到她的鼻子里——不用说，这让她非常不舒服。25 名英国科学精英成员见证了这一事件，其中包括皇家学会的成员（皇家学会于 1662 年有了初步的章程，但仍然只有模糊的成员入会资格标准）。和民间传说一致，每名囚犯出现了天花症状，症状持续一天或两天之后就康复了。接受鼻接种的妇女起初病得特别严重，但康复得最彻底，几近痊愈。1721 年 9 月 6 日，乔治一世国王赦免并释放了这些"志愿者"囚犯。他们的免疫系统救了他们两次命，一次是免于死刑，一次是从天花的魔爪下逃脱。

几个月后，即 1722 年 4 月 17 日，威尔士王子和王妃（这两位在五年后成了乔治二世国王和卡洛琳王后），他们给自己的两个女儿接种了疫苗。很快这个事件传遍了坊间，铺天盖地的各种报道，热度持续不减。从另外一方面讲，这个事件和引起的轰动效益彰显了社会公众人物对科学传播的重要作用，他们可以很好地影响老百姓对新科学、新技术的接受程度。尽管如此，还是存在一些争议——约 2% 的人死于接种天花疫苗，以及宗教的压力。一位来自伦敦的牧师宣称，接种是违背上帝和大自然的，是充满痛苦和危险的过程。

48 年后，一位名叫爱德华·詹纳的 21 岁男子在位于伦敦的圣·乔治医院接受为期三年的训练，师从于约翰·亨特——英国最著名的外科医生和解剖学家之一。亨特帮助詹纳极大地加强和提升了批判能力和对实验的热情。遗憾的是，亨特 1793 年逝世，没能见证他亲手浇灌的"花儿"盛开的景象。三年后的 1796 年，詹纳发现了一种方法，既能达到同样的效果，又能克服人痘接种带来的严重风险。

詹纳作为一名乡村医生，他一生中的大部分时间都住在他的家乡伯克利·格鲁斯特郡。詹纳熟知当地的挤牛奶女工从来不会患上天花，这个现象一直让人费解。爱德华·詹纳冥思苦想，创造性地推测，挤奶女工可能因为经常接触患有牛痘的病牛，造成了轻微的病毒感染。正是这种轻微的病毒感染提供了抗天花的保护作用。因此，他大胆地得出结论，牛痘传给人类不但不会带来致命性的后果，还可以抵御人类之间传染天花；按照这个思路，奶牛的牛痘水泡引起的脓液就可以用于接种疫苗，取代危险的人痘接种。说干就干，他开始着手准备。1796 年 5 月 14 日，他完成了这场传奇的、具有革命性的实验。詹纳从奶牛场的挤奶女工莎拉·内尔斯（她被一只叫作“花儿”的奶牛感染了牛痘）身上取了脓液，然后接种到园丁 8 岁儿子詹姆斯·菲普斯的身上。然后，詹纳从一名天花患者的患处取得脓液，随即让詹姆斯·菲普斯接触这些脓液，不出詹纳所料，园丁的儿子安然无恙。

现在普遍认为，这场革命性的实验标志着现代免疫学的诞生；但在当时，詹纳却处境艰难，没人愿意发表他的发现。

英国皇家学会甚至表示，这一观察仅仅是个趣闻轶事、偶然事件，并建议詹纳在做出如此大胆的声明之前，应该先对更多的孩子进行测试。詹纳的确在其他人身上重复了这个测试，包括他自己的 11 个月大的儿子。虽然重复实验很成功，但詹纳已经没有在皇家学会发表文章的兴趣了。詹纳另辟蹊径，于 1798 年 9 月 17 日他自费出版了一本 75 页厚的书，在书中他详细阐述了整个实验思路和过程。由于詹纳个人能力所限，最初只在伦敦的两家商店发售；意想不到的是，这本书取得了巨大的成功。几年之后，詹纳的一位朋友从拉丁语"牛"（*vacca*）一词中得到灵感，发明了"疫苗"（vaccine）一词，用来描述詹纳发现"疫苗"的过程。

基于古代许多人的努力和詹纳的革命性实验，天花成了第一种在全球范围内抗击成功的传染病，1980 年官方正式宣布天花被彻底根除。詹纳一直认为，他所做的工作终结了天花的流行，但他却未能深入研究疫苗是如何发挥作用的。

而 1989 年的詹韦灵光一现的顿悟之后，人们普遍有了这种认知，当外来的微生物出现在人体内，会激发我们的身体做出免疫反应；因为我们的身体里面有一座永不关机的"雷达"，时时刻刻在监测它以前从未遇到过的分子；换句话说，免疫系统是通过对身体之外的分子做出反应的。身体在接触到陌生的分子后，如果再次遇到它，免疫系统就会做出迅速的反应。但是，詹韦并没有停止探究的脚步，他偶然在一堆故纸堆中发现，20世纪20年代初，具体哪一年已经无法查证，有两位不同领域的科学家，在互不干扰、互不通气实验细节的背景下，进行了一项实验。遗憾的是，实验结果显示，上述这个简单的观点不适用于疫苗接种，这让詹韦深感困惑。

这项实验由法国生物学家加斯顿·拉蒙和伦敦医生亚历山大·格伦尼完成。他们都发现，白喉毒素，一种可引起白喉的细菌制造的蛋白质分子，在加热和使用少量福尔马林的情况下会被灭活。这意味着它可能被用作预防白喉的安全疫苗。然而，令他们惊讶的是，当灭活的这种蛋白质分子被注射到动物体内时，它激发的免疫作用很短暂，效果只持续了很短的时间。就像大海里小小的浪花，这一观察在当时被忽略了，逐渐被人遗忘。但几十年后的詹韦却注意到了这次实验结果，他推理白喉毒素是来自于外界致病菌的蛋白质，是非己的，也就是说它不属于人们身体的一部分——根据20世纪80年代的共识，却无法解释它为什么不是个好疫苗。牛痘水泡的脓液作为疫苗效果很好，詹韦想知道，白喉毒素，这种从外来细菌中分离出来的蛋白质分子为什么却不起作用呢?

时间转到 20 世纪 20 年代,格伦尼医生是个工作狂,虽然本人非常害羞和敏感,不善言辞也不易相处,但他善于组织管理、简化程序,方便团队以极高的效率进行大量的实验。他没有时间进行适当的统计分析,统计结果比较粗略,要么是明显的和有用的,要么是可疑的和毫无价值的。这种迅速推进的执行力,可以让他滤掉大量的实验因素,直接找到将白喉毒素改造为可用疫苗的方法。1926 年,格伦尼医生得偿所愿,他的研究小组发现,使用与铝盐结合的化学方法纯化白喉毒素之后,它就变成了一种有效的疫苗。格伦尼医生是这样解释的,铝盐帮助白喉毒素在体内停留足够长的时间,从而产生免疫反应。但没人知道是什么过程使格伦尼医生做出这个解释,也就是铝盐是如何或为什么让白喉毒素激活免疫反应发生的。在格伦尼医生之后,有人发现了其他物质,例如液状石蜡,可以起到和铝盐一样的作用,它们被统称为佐剂。但是,并没有找到这些佐剂的作用机制。

1989 年 1 月,詹韦和他的妻子、免疫学家金·博托姆利一起讨论当人体被割伤或感染时身体里会发生什么。他们意识到自己不能很好地解释免疫反应是如何开始的:准确的扳机是什么？正如博托姆利回忆的那样，他们夫妻俩经常在车里争论科学问题，但是，多数讨论的问题没有结论，转过背又忘记争论了什么。好记性不如烂笔头，凑巧的是，这次他们参加一个在科罗拉多州汽船温泉举办的会议，所以他们随身带着笔记本，能及时记录他们争论不休、也说不清的问题。

这个疑问始终回荡在詹韦的脑中，挥之不去。在接下来的几个月里，他的脑海里除了思考免疫反应究竟是怎么开始的之外，另外一个问题也浮现了出来，如铝盐一样的佐剂又是如何起作用的？峰回路转，因为同时思考这两个问题，让他有了一个很有启发性的主意。

一个重要的线索是，通常会在细菌外层发现一种化学物质，名为脂多糖（LPS）的大分子，被证明是一种特别有效的佐剂。詹韦推演出的，颠覆大家已知的共识，如果你身体里没有出现过的东西并不是激发免疫反应的唯一指征，那该怎么办？如果还需要其他信号（第二信号）来启动免疫反应，而佐剂可以提供第二信号，又可以复制实际细菌的存在，又该怎么办？这可能解释了为什么从它们的原始病原体中分离出来的蛋白质分子作为疫苗是无效的，但是像LPS这样的大分子，来源于病原体的外层，作为佐剂能发挥很好的作用。

詹韦兴致勃勃地着手写论文，第一次将他的思想呈现出来。这篇现在很出名的文章《接近成功？免疫学的进化与革命》，于1989年6月，作为研究进展报告发表在纽约冷温泉港举行的一次享有盛誉的会议记录中。他在报告中指出，在座的每一个人似乎都在研究免疫系统并形成共识，这一领域的研究已经快要接近圆满成功了；大家都认为未来要做的实验是显而易见的，只不过技术上有难度罢了。同时，我们的目标是达到更高的精度，而不再需要革命性的变化。正因为有了这些停滞不前的观念，詹韦认为，他们对一道巨大的裂痕都视而不见了，它就横亘在免疫系统是如何开始的这个问题前面。他指出，免疫系统区分自我和非自我是不够的，在免疫反应发生之前，免疫系统必须能够判断可能对身体构成威胁的物质。因此，他认为免疫系统必须能够检测到真正的病原体或被感染细胞暴露的危险信号。他预言，我们的免疫系统必须是一个完整运作的系统，虽然还没被明确证实发现，奔着这个目标，他甚至预测了它的工作方式。

正如我们所看到的，如詹韦所言，当时没有人关注免疫反应是如何开始的，大多数（就算不是全部）研究人员都专注于探索免疫学的另一个方面，与接种和疫苗有关，即免疫系统如何能够更快、更有效地对病原体做出第二次反应。众所周知，这一过程的核心是两种白细胞——T细胞和B细胞。这些白细胞表面有一个特别重要的受体分子，发现它们的科学家毫无想象力地叫它们——T细胞受体和B细胞受体，名字虽然不浪漫，但是简单、直观，容易记忆。这些受体来自蛋白质这一类生物分子，蛋白质是一串长长的原子，为了更好地适应身体中的特定任务，它们折叠成精巧的形状。通常而言，蛋白质与其他分子，包括其他蛋白质，绑定或连接，以完成它们的任务；就像两个拼图块只有形状契合了，才能找到对方一样，蛋白质的精确形状决定了它能够与哪些分子连接。每个T细胞和B细胞上没有完全一模一样的受体，每个之间都略有一点点不同；这种多样性的结构，使它们可以和不同的外来分子"勾搭"在一起。T细胞和B细胞受体就像动物的触角一样，从免疫（T或B）细胞的表面延伸到周围，摸索着、试探着，如果它与你身体中从未出现过的东西相连，它会"打开、激活"免疫细胞，被唤醒的免疫细胞奉命执行任务，直接杀死病原体或受感染的细胞；与此同时，受体还会去召唤其他免疫细胞来帮忙，像极了蚂蚁世界里的工蚁，忙忙碌碌，传递消息。最重要的是，激活了的免疫细胞开始大量增殖，增殖出来的这些细胞也有相同的精巧形状的受体，其中一些会在体内停留很长时间，这让免疫系统对以前遇到过的病原体留下了记忆——当然这就是疫苗能发挥作用的硬

完美治愈
——激发自身免疫力

核所在。

重要的是，T 细胞和 B 细胞上的受体本身并不能与微生物结合，而是依靠被称为"末端"的一种构造，受体具有随机形状的"末端"，使它们能够锁定各种分子。我们的身体确保这些受体只锁定在细菌上，这种方式堪称免疫系统中最伟大的奇迹之一。

它的工作原理是这样的：每个 T 细胞和 B 细胞会在骨髓里发育的过程中获得其受体。而随着细胞的发育，基因重组功能赋予了每个细胞一个独特形状的受体。但是在进入血液之前，每个单独的 T 细胞和 B 细胞都会经历一番测试以防万一它们与健康细胞结合。如果其受体会与健康的细胞结合，势必将我们的身体置于危险之中。那么，下场只有一个，这类 T 细胞或 B 细胞只能被杀死；只有不会与健康细胞结合的 T 细胞和 B 细胞才能留下来，也只能靠它们保护身体。按照这个逻辑推理，如果 T 细胞或 B 细胞上的受体确实与某种物质结合，那么，这种物质一定是你身体中从未存在过的分子。用专业术语说，这就是免疫系统如何区分自我和非自我的办法，自我即你我身体的组成部分；而非自我，即任何不是你我身体部分的东西。

詹韦讲的故事，还没有结束。具体来说，他预测必须有这样的受体（被称为模式识别受体）存在，它不是随机生成然后被选择的，而是具有固定的形状，专门与病原体或受感染细胞连结，或者更确切地说，只与在病原体或受感染的细胞上发现的分子模式连结。这样看来，在免疫细胞检测病原体方面，具有固定形状的受体与随机形状受体的免疫细胞相比，前者似乎是一种更为简单的方式。詹韦进而提出，固定形状的受体可能是首先进化以抵御疾病，随着人类的进化和发展，地球上存在的生命变得更加错综复杂，人类才会适宜性地形成更精细的免疫系统，其中就包括 T 细胞和 B 细胞。

就像上文所说，詹韦预测了更简单的固定模式识别受体系统，它构成了通常被称为先天免疫的一部分；相比之下，我们的免疫防御系统还可以回忆过去的感染，这部分被称为适应性免疫。先天免疫这个术语在詹韦之前就已经被用来描述发挥早期作用的防御机制——由皮肤、黏液，以及进入各种伤口的即时反应的免疫细胞一起协同作用。但这个主题在教科书中只有几页的描述，甚至詹韦自己撰写的畅销书中也只有寥寥数语。詹韦的这一套理论，是对旧的免疫系统理论的颠覆，是具有革命性的宣言。在詹韦之前达成的共识认为，免疫系统的存在是有理由的，它的工作是对以前从未在你体内出现的东西做出反应。但詹韦现在的理论在原来的基础上迈出了一大步，免疫系统不是见到陌生的东西就攻击，而是精准打击病原体。

现在看来，免疫系统可不是傻乎乎地见陌生人就扑，而是知道区分好与坏，是有衡量标准的。比如，安全的食物、无害的肠道细菌或空气中的灰尘等物质，虽然这些也不是人体的一部分，由于不构成危险，因此也不会引发免疫反应。但正如萧伯纳（英国著名剧作家）在1930年提出的那样："科学永远是解决一个问题，又会产生另外十个问题。"詹韦的思想所面临的最大问题在于，现实中缺乏支持他这套理论的实验证据；除此之外，理论上也存在着诸多疑问，比如，病原体数量的迅速攀升。理论上，病原体繁殖的速度之快令人咋舌，一个病毒感染的人类细胞可以产生100个新的病毒粒子，这意味着病毒的3个副本只需要经过四轮复制，大概也就是几天时间，就能产生3000亿个新的病毒粒子。不仅仅是病毒这样可怕，细菌在最佳条件下每20分钟分裂一次，这意味着一个细菌可以在一天内产生50亿亿（5×10^{21}）个细菌，就像宇宙中浩瀚的星海。而实际上，在人体内，病原体不可能以这种惊人的速度增殖，因为这种增殖需要无限量的资源和能量做支撑，而人体无法提供。但即便如此，细菌数量也会快速增加，比我们每对夫妇一生中生两个孩子的平均速度要快很多。这引出了对詹韦理论质疑的一个关键问题：每次病原体增殖时，其基因都会随机变化、产生突变，随之而来的，也许是不可避免的，有些病原体会丢掉一些分子特征，而这些特征恰恰是免疫系统之前检测到，并且记住了的。换言之，在整个病毒或细菌种群中，有些病毒或细菌会偶然获得某些基因改变，导致原来那些被模式识别受体锁定的结构发生了变化，从而可以大摇大摆地逃脱人体免疫系统的追杀，在其眼皮子底下迅速增殖。

詹韦意识到了这一点，因此他预测：可识别的模式应该是微生物世界中那些复杂而关键的过程中的产物。换言之，病原体的标志性结构对其生命周期至关重要，可以预料的，想改变这种结构的可能性几乎为零。詹韦有证据证明病原体确实具有这些特征，这既是它们生存的内在因素和基础，同时也是病原体的软肋所在，容易受到青霉素的攻击。每一个细菌分裂一次，它需要建立一个细胞壁来包围它的两个子细胞。重要的是，这个过程非常复杂，细菌无法轻易改变它，青霉素通过干扰这个过程中的最后阶段而发挥作用。因此，没有任何简单的基因突变可以让细菌摆脱青霉素的追杀。的确，细菌可以通过一个非常不同的过程使细胞壁对抗生素产生抵抗力，但说起来容易做起来却难，大量的微生物始终被笼罩在青霉素的阴影之下。关键点在于：青霉素锁定了一种参与了一个重要而复杂过程的细菌蛋白质分子。

一位科学家回忆说，当詹韦介绍他的论文时，观众们表现出很好奇，但并不信服的表情。另一位科学家回忆道："学科团体还没有准备好去接受詹韦的思想。"站在这么多世界上最伟大的免疫学家们面前，詹韦信心满满地宣称，关于免疫系统是如何发挥作用的问题，每个人都忽略了一个极其重要的部分。尽管正如他自己所说，"实验依据……还没有获得"，简单地说，在当时，没有人敢断言，詹韦的思想究竟是革命性的，还是不现实的胡思乱想。

渐渐地，詹韦的论文几乎被人们彻底遗忘；在接下来的七年里，几乎没有人在科学论文中引用过这篇文章。也许真的是墙内开花墙外香吧，这篇文章却打动了一个7000多公里之外的人，不顾一切地他，将詹韦的想法从默默无闻的泥淖中拯救了出来。1992年，莫斯科萧瑟的秋天，莫斯科大学的一名学生鲁斯兰·梅德日托夫（Ruslan Medzhitov）读了詹韦的论文，这篇文章彻底地改变了他的生活。

梅德日托夫出生于乌兹别克斯坦的塔什干，他读到詹韦论文的时候，正在莫斯科攻读博士学位，其研究方向是分子是如何进化以相互黏附的。当时的苏联正在解体，科学研究也陷入了困境。梅德日托夫事后回忆，那是一个非常混乱的时期，项目无人问津，研究经费短缺。因此，他没有实验可做，只能花时间思考和阅读。他能阅读到的是些陈旧的教科书，那些内容让他感到非常困惑，反而陷入了迷茫。当时的莫斯科大学规定，学生不能进图书馆，但这挡不住他的读书热情，他想方设法地进入图书馆。他浏览着书架，偶然间发现了詹韦的论文副本，立刻被它的逻辑推理吸引住了。"那一刻，就像黑暗中一道始终亮着的、温暖的灯光……感觉一切发自肺腑……它似乎解释了一切疑问。"梅德日托夫回忆道。他花了半个月的津贴复印了这篇论文。

梅德日托夫兴奋不已，迫不及待地想和詹韦进一步探讨那篇论文的观点，他发了许多电子邮件给詹韦。为此，他获批使用该部门的电子邮件账户，这种账户限制字数为每天300字。梅德日托夫回忆起他是如何把写给詹韦的邮件内容存在一张软盘上，然后把软盘交给莫斯科大学负责管理可以上网的那台计算机的人。所有的回复邮件都会被复制到软盘上，然后将软盘返回给他。

完美治愈
——激发自身免疫力

　　彼时的詹韦，一方面为自己提出先天免疫这个概念感到自豪，另一方面又感到沮丧，因为他的观点被免疫学机构的科学家们集体忽视了。所以，当他收到梅德日托夫从莫斯科发来的电子邮件，想跟他继续深入探讨时，詹韦感觉是终于遇到了知音，激动不已。最后，梅德日托夫在信中小心翼翼地咨询詹韦，是否可以去詹韦所在的耶鲁大学的实验室工作。詹韦倒是十分愿意，可惜他夫人却有点犹豫不决。与此同时，梅德日托夫获得了在圣地亚哥加利福尼亚大学工作三个月的研究奖学金。他从堂兄那里借钱买了飞机票，于1993年到达美国，开始了研究工作，专门编写可以扫描和组织遗传密码的软件——那是当时一个全新的研究领域。研究工作即将结束时，他用俄式英语做了一次关于他的研究发现的研讨会；这次研讨会对他本人至关重要，因为影响到他未来的伯乐出现了，他就是理查德·达顿（Richard Dutton），时任美国免疫学会主席。理查德·达顿全程参加了这场研讨会，梅德日托夫的研究方向和观点给他留下了深刻印象。研讨会间隙，梅德日托夫和理查德·达顿见了面，说起未来的计划，梅德日托夫告诉达顿，他的研究快要结束了，他很快就要离开美国；虽然，他通过电子邮件与詹韦通信，表达了非常乐意和他一起工作的愿望，但是，詹韦似乎有点犹豫。幸运的是，达顿是个惜才之人，他给詹韦的应答机留言，简短介绍了梅德日托夫的研究方向，他认为梅德日托夫是一位优秀的科学家，对詹韦的工作肯定是有帮助的，希望詹韦不要错过了人才。达顿的这番入情入理的推荐起了作用，第二天早上，梅德日托夫就收到了詹韦发来的一封电子邮件，同意给他一个工作机会。

1994 年 1 月 2 日，梅德日托夫和詹韦，两位对科学充满了探索的激情，伟大的思想家和免疫学家，终于面对面了。从此，开启了一段持续终生的、并肩作战的友谊，免疫学界因此多了一段佳话。

接下来，当务之急是两人必须联手探索人体免疫细胞是否确实具有能够检测出病原体的暴露信号的"模式识别受体"。他们急需一个案例，但是实施起来却很困难和艰巨，况且梅德日托夫的软肋在于没有多少实际经验可以派上用场。不过，正如罗尔德达尔在他最后一本儿童书中写道的那样，"用闪闪发光的眼睛观察你周围的全世界，因为最大的秘密总是隐藏在最不可能的地方"，对于梅德日托夫而言也是这样，把他引向成功的正是出自于一个不太可能的来源：昆虫。

和我们人类一样，昆虫也笼罩在细菌和真菌等病菌的威胁之下。然而，正如科学家皮埃尔·乔利（Pierre Joly）在20世纪60年代中期、在斯特拉斯堡工作时的发现，即使他将染病昆虫的器官移植到健康的昆虫上，健康昆虫也很难被感染，昆虫似乎不会发生机会性感染。因此，他推测，昆虫一定具备某种特别强大的免疫防御才能抵御病菌的威胁。在这期间，一位名叫朱尔斯·霍夫曼（Jules Hoffmann）的二十三岁博士生加入了乔利的实验室。霍夫曼深受其昆虫学家父亲的影响，对研究昆虫有极为浓厚的兴趣。他着手探索乔利之前观察到的昆虫免疫力，并开始在蚱蜢身上寻找答案。

乔利于1978年退休，时年36岁的霍夫曼成了实验室的负责人。随着时间的推移，霍夫曼将团队的注意力从蚱蜢转移到一只只小小的果蝇身上。果蝇是一种在水果上觅食和繁殖的小苍蝇，最初被用于研究是在20世纪初。作为实验对象，果蝇有着一些显而易见的优点，它们易于饲养，以食物残渣为食，食谱简单易寻，生命周期只有两周。后来它们在生物医学研究中发挥了巨大的作用，并且帮助人类至少获得了六项诺贝尔奖，是不可或缺的角色。但对于霍夫曼来说，转向果蝇的另一个原因实属无奈之举，他的团队中有一半对蚱蜢过敏。尤其是霍夫曼的妻子丹尼尔（Danièle），团队中的一员，也是他的博士生，对蚱蜢过敏反应特别强烈，产生了特别严重的后果。

霍夫曼团队将细菌注入果蝇体内，然后定期检测果蝇的血液是否具有杀死其他细菌的能力。一旦果蝇的血液获得了抗菌特性，霍夫曼就知道果蝇体内的某种免疫反应被激活了。然后他的团队着手研究回答两个关键问题。第一个问题，什么样的分子赋予了果蝇的血液杀死细菌的能力？第二个问题，果蝇中哪些基因控制它的免疫反应？第一个问题貌似很容易回答。在蚕蛾中已经发现了一种具有抗菌作用的特定种类的分子，是一种被称为肽的短片蛋白质。霍夫曼的研究团队在果蝇中也发现了类似的分子，从 10 万只果蝇中（现在只用大约 20 只果蝇就可以完成），分离出了用于杀死真菌的肽，不同的分子能够杀死不同种类的病菌。

为了回答第二个问题——哪些基因对果蝇的免疫反应很重要——事实证明，霍夫曼选择果蝇作为实验对象还真是歪打正着，果蝇对实验的成功起着至关重要的作用。因为有很多实验室在研究果蝇的基因构成，这些实验很成熟，而且有不少文章已经发表。这些发表过的文章中提供了一个重要的线索给霍夫曼，让他少走了很多弯路。这个线索就是一个名为 toll 的昆虫基因，它来自德语单词 toll，意思是"伟大的"。

这个基因对果蝇胚胎的发育很重要，与称为 IL-1 受体的人类基因相似，可以在免疫方面发挥作用。此外，发现果蝇和人类中存在的某些基因（称为 NF-kappa-B 转录因子）对人类免疫反应非常重要。在这些发现的推动下，霍夫曼的研究小组着手测试某些特定基因失活的果蝇是否在处理感染方面存在困难。这项重要的实验由布鲁诺·莱迈特（Bruno Lemaitre）执行，他于 1992 年 11 月加入霍夫曼团队。

在 1993—1995 年间的一系列实验中，他发现果蝇依赖 toll 基因来清除真菌感染。这是一个惊人的发现——坚定地证明了参与果蝇胚胎发育的基因也是其免疫系统的一部分——并立即获得了大家认可。1996 年 9 月，世界最负盛名的科学杂志《细胞》（Cell）的封面上刊出了一张引人注目的照片，那是一只全身覆盖着一层绒毛状真菌的灭活了 toll 基因的果蝇。

1992 年 6 月，在这惊人的发现之前，霍夫曼曾前往耶鲁大学与詹韦会面，霍夫曼回忆说，他对詹韦表达了"不想一直陷在昆虫的泥潭中"的想法。这些讨论卓有成效，他们准备联合在一起，致力于研究和比较昆虫、老鼠和人类的免疫力。1993 年，霍夫曼在凡尔赛组织了可能是世界上第一次致力于天然免疫的会议。1996年春，在马萨诸塞州的格洛斯特召开的后续会议上，霍夫曼首次发布了他的研究成果，告诉了詹韦和梅德日托夫关于他团队的发现：toll基因在昆虫防御真菌方面起到了很重要的作用。作为同一领域研究多年的科学家，詹韦和梅德日托夫激动万分。

后续事件的确切顺序已经无法考究，每个科学家讲述的内容略有不同。梅德日托夫说，他研究类似toll的人类基因已经有一段时间了，而其他人则认为是昆虫toll基因的发现促使他和詹韦在人类中寻找类似的东西。现在看来，无论哪种方式，都加速了梅德日托夫在人类身上寻找相当于昆虫toll基因的工作，重要的是他发现它可以激发那些已知参与免疫反应的其他基因（特别是NF-kappa-B转录因子）的活性。总而言之，这些发现意义深远：它们表明，虽然人类和昆虫的生命形式如此不同，但两者却拥有相同的抗击疾病的遗传基因。

其他研究小组随后在小鼠和人类中发现了更多的基因，它们和昆虫toll基因相似，被称为toll样受体（TLR）基因——被命名为一组基因，每个基因编码一个受体蛋白，类似于昆虫的toll——在人体中发现了10种。随着工作的推进，他们给每个基因编了一个数字。由梅德日托夫最初发现的，人类toll 样受体基因现在称为 TLR4。在基因突变小鼠身上的实验表明，这些不同的 toll 基因在针对各种细菌和病毒的免疫反应中至关重要。即便如此，虽然大家都很清楚 toll 基因对免疫力有某种程度上的重要性，但直到 1998 年 9 月 5 日，才真正知道它们是如何起作用的。

布鲁斯·比特勒（Bruce Beutler），出生于芝加哥，在达拉斯的得克萨斯大学西南医学中心工作多年，过去五年一直痴迷于一件事：将小鼠暴露于脂多糖或 LPS（通常在细菌外层涂层中发现的化学物质，已被证明是一种特别有效的佐剂）之中，找出哪种基因对小鼠发生免疫反应至关重要。众所周知这个问题的重要性，找出这种基因，意味着找出了免疫系统如何感知 LPS 这种细菌分子的重要线索。比特勒和其他许多实验室为此处于一场研究竞赛中。他茶不思，饭不想，夜不能寐，日夜思考着这个问题。但是，这项工作就好像是大海捞针，也像是在客厅里寻找一枚丢失的硬币，尤其令人沮丧的是，你永远不知道它何时何地会出现。

1998 年，对比特勒而言，开年就很不顺。4 月时，他被告知研究经费即将用完，因为他已经花了很长时间尝试解决这个问题。另外一方面，后院也起了火，比特勒与他的妻子芭芭拉（Barbara）开始打离婚官司，争夺三个儿子的监护权。比特勒后来回忆说："那段时间太难熬了，碰巧家庭和基因研究工作都遇到了麻烦。"除了领导他的研究团队外，比特勒还亲自编写了计算机代码、分析实验室获得的数据。9月5日晚，当他的计算机屏幕上的分析表明，终于找到了能检测小鼠细菌分子LPS的关键基因，其与霍夫曼的昆虫toll基因以及梅德日托夫的人类基因TLR4非常相似时，他绷紧的脸上终于露出了笑容。

这些散在的片段一块块终于拼接在一起了，展现出了一幅气势恢宏的美好画卷：TLR4基因编码的蛋白质分子能够与细菌外壁的一个成分（LPS）结合。换句话说，TLR4基因编码了一种模式识别受体，证实詹韦所预测的分子类型确实存在。正如比特勒所说的它是免疫系统的一只眼睛，赋予了免疫细胞一种先天能力，从其表面突出一种可与细菌结合的受体蛋白。当TLR4与细菌分子上的LPS结合时，这意味着体内有某种东西可能非常需要免疫反应发生。比特勒说，他实际上并不是直接受到詹韦早期想法的启发，而是从另一个完全不同的观点来思考这个问题。他认为让免疫系统对细菌做出反应的基因显然是很重要的，并且很可能在免疫细胞表面编码了一种受体蛋白。此外，比特勒认为，推动生物学向前发展的伟大思想家的年代早已过去——现在，细心观察才是推动科技进步的重要手段。

比特勒很兴奋，第一个电话打给了一位杰出的科学家——他的父亲，也是他工作中的榜样，他总是强调要做一些重要的事情，而不是解决一些平凡的细节问题。尽管他的父亲一直在要求他儿子超越他人，但是听到这个喜讯，他高兴得有些不知所措了。比特勒随后打电话给他的长期合作的同事——一个完全不同的家庭背景——他们也很兴奋。接着，比特勒也打了个电话给他的资助机构，但他们的答复很官方，表示虽然是个好消息，但是，终止对他研究的支持，是不可逆转的。

1998 年 12 月，比特勒的文章顺利发布，将这一发现公之于世。其他研究团队陆陆续续也到达了终点，通过其他类型的实验得出了与比特勒相同的结论。在这场不见硝烟的比赛中，比特勒赢了。在比特勒发布文章三个月后，另一个团队，蒙特利尔的丹妮尔·马洛（Danielle Malo）研究小组，报告了同样的发现。他们的论文中没有提到比特勒先前的报告，其实是比特勒在帮助修改论文的时候要他们这么做的，这也佐证了比特勒是第一个提出这个新发现的科学家。几个月后，日本的研究人员也在马洛报告了这一发现。

13 年后的 2011 年 10 月 3 日，比特勒在手机上收到了一封题为"诺贝尔奖"的电子邮件。上面写着："亲爱的比特勒博士，我有好消息要告诉你。诺贝尔大会今天决定授予你 2011 年诺贝尔生理学或医学奖……祝贺你！"他不敢相信自己的眼睛，赶紧打开笔记本电脑查看谷歌新闻，发现这是真的。

他和霍夫曼以及加拿大免疫学家拉尔夫·斯坦曼（Ralph Steinman）分享了这个奖项，我们将在下一章讨论他的工作，这是后话。许多科学家一致认为，这些人和他们所做的科学发现值得获得诺贝尔奖。但在该奖宣布一个月之后，24 位著名免疫学家在《自然》杂志发表了一封公开信，这是史无前例的行为，他们认为诺贝尔委员会"也应该承认詹韦和梅德日托夫的开创性贡献"。

可悲的是，詹韦已于 2003 年 4 月 12 日死于淋巴瘤，享年 60 岁。诺贝尔奖的规则规定，诺贝尔奖不能授予已故的科学家。《自然》杂志上为他发表的讣告中说道，大多数科学家都梦想能为科学模式转变做出贡献，而詹韦的成就就在于此。詹韦一生中发表了 300 多篇科学论文，并撰写了一本领先的免疫学教科书。在贝塞斯达（Bethesda），国立卫生研究院工作的著名免疫学家比尔·保罗于 2014 年写道，如果詹韦没有英年早逝，可以肯定的是，他会获得诺贝尔奖，而且他的门生梅德日托夫也会有资格获得诺贝尔奖；实际上，就在诺贝尔奖宣布之前，2011 年的邵逸夫奖（Shaw Prize）就颁发给了梅德日托夫、霍夫曼和比特勒三位科学家。但是，诺贝尔生理学或医学奖的另一条规则是，只能授予最多三名科学家，令人遗憾的是，梅德日托夫只能出局。当年的诺贝尔委员会肯定开会讨论了梅德日托夫的工作，但是按照规定，这些会议记录将被保密 50 年之久，这个秘密只能在 2061 年揭晓。

每个领域内的竞争都很激烈，免疫学研究这一科学范畴的你争我夺也毫不逊色，围绕谁先发现 toll 样受体（TLR）4 "看到" 细菌的能力，比特勒团队和詹韦团队之间为此争论不休、互不相让。梅德日托夫说，他和比特勒同时在詹韦的实验室做了同样的发现；而比特勒则辩解称他早一步完成实验，认为梅德日托夫的工作当时还不够完整。直到今天，梅德日托夫仍然拒绝参加邀请了比特勒或霍夫曼的科学会议，说什么也不愿意与这两位同框出现。

2011 年这届诺贝尔奖的后遗症陆续出现了。2011 年 12 月，勒迈特（Lemaitre）博士，一位于 1993—1995 年间在霍夫曼实验室参与了重要实验的科学家，特意成立了一个网站，声称他受到了诺贝尔奖的歧视，诺贝尔奖委员会完全无视他在霍夫曼实验室做的重要工作。而霍夫曼则说，实验成功的关键在于建立了一支具有不同专业知识和经验的人才团队，不只是勒迈特，其中还有许多人参与——昆虫 toll 基因对昆虫抵御真菌感染具有重要作用——这一重大发现的工作。他们俩各执一词，僵持不下。时间推移到了 2012 年，八位杰出的免疫学家发表了一封支持霍夫曼的信，称他十分为实验室的同事们着想，方方面面考虑得很周全。无论他们是继续在实验室工作或者离开实验室，霍夫曼都为他们提供信贷支持和友好推荐。但是，事情仍然没有解决，2016 年 4 月，勒迈特自费出版了一本关于科学和自恋的图书，内容是关于"自恋是科学成功的有利特征"，暗讽霍夫曼。这类冲突在科学界中并不罕见，因为我们既无法独活，又很难切割清楚团队中个人工作的精确分量。

毫无疑问的是，永远都是瑕不掩瑜，这一发现确实值得最高级别的庆祝。关于免疫系统的 toll 样受体的研究，标志着我们了解人体的这个分水岭时刻，已经发表了超过 30000 篇科学论文，越来越多的细节被展现出来。下一步要做的就是找出每个编号的受体都能"看"到什么样的细菌。虽然 TLR 4 锁定在细菌外壁的一个分子（LPS）上，但 TLR 5 和 TLR 10 已被证明可以锁定寄生虫中发现的分子上，TLR 3、TLR 7 和 TLR 8 也能检测到一些类型的病毒，等等。随后的大量研究也揭示了 toll 样受体只是其中一种模式识别受体，还有许多其他的受体，名字繁琐，如核苷酸结合寡聚化结构域样受体、C 型凝集素受体和视黄素诱导基因 -1（RIG-1）样受体。

每个模式识别受体不仅能够检测到不同种类的细菌，而且在身体中的位置也各不相同，多半被安排在容易发现病菌的战略位置上。例如，TLR 4 就位于许多白细胞的表面，以寻找包括大肠埃希菌和沙门菌在内的细菌。另一个模式识别受体 RIG-1，则被定位在细胞内，以寻找入侵病毒的信号，如流感。另一种在检测白念珠菌等真菌中起重要作用的受体，负责鹅口疮，位于擅长吞食和破坏真菌的免疫细胞表面，负责日常探测和观察。研究这些细节的小组之一是由日本大阪大学的静坐秋原领导的，其他人称他为"一个寡言少语，但著作等身的人"。

在这些发现之前，人们认为先天免疫仅仅是一种宽泛的防御，就像皮肤一样，是挡住各种病菌进入人体的简单屏障。但当大量不同的模式识别受体被发现，而且每一种受体都能检测特定类型的病菌，并启动对应这种威胁的免疫反应；很明显，先天免疫系统比想象的要复杂得多。先天免疫系统不仅能检测到病菌的存在，还可以识别检测到的病菌类型，并相应地指导和调整免疫反应。

地球上已知的 150 万种物种中，98% 是无脊椎动物（没有脊骨的动物），它们的免疫系统只使用能锁定病菌信号的受体，依靠这种防御才得以生存下来。而对我们人类而言，这种防御只是我们身体检测疾病的方法之一。这里所揭示的系统（或子系统）——先天免疫，对病菌的存在会做出即时反应，构成了我们的第一道防线。突发性真菌感染，或进入伤口或切口的细菌通常由我们的先天免疫系统迅速处理。两到三天内的感染通常是由模式识别受体解决，它检测到病菌、触发适当反应。在身体感染几天后，如果我们的先天免疫反应不能完全应对感染时，适应性免疫反应——T 细胞和 B 细胞的作用——才变得重要。事实上，据估计，虽然很难精确，但我们对微生物大约95%的防御是由先天免疫完成的。自从爱德华·詹纳220年前第一次给一个8岁的男孩接种天花疫苗以来，我们一直在寻求了解免疫力；然而直到1989年，人类只研究和学习了免疫防御系统的一小部分，悲观地讲，甚至不到5%的内容。

最初，研究先天免疫力的先驱者们一直聚精会神于一件事情，也是唯一的一件事情——免疫力如何在人体内起作用，并没有想过如何在医学上应用。霍夫曼认为，很多科学研究其实是被好奇心所驱动而完成的，他赞同路易斯·巴斯德（Louis Pasteur）的观点，即"没有应用科学，只有科学的应用"。事实上，有很多例子表明，推动医学进步的不一定是医学领域本身，而是其他看似不相干的领域。其中最好的例子就是X射线的发明，正如宇宙学家马丁·里斯（Martin Rees）所说的那样："一项让肉体看起来透明的研究提案不会得到资助，即使立了项，肯定也不会导致X射线的出现。"尽管如此，科学家们孜孜以求的先天免疫力，最终还是在医学领域里大放异彩；而追本溯源，接种疫苗才是与医学紧密相连的关键点。

自1932年以来，铝盐作为疫苗的好帮手已成功地在数亿人中使用，但我们仍然不是很清楚铝盐是如何帮助疫苗发挥作用的。不过，事实就摆在眼前，佐剂确实很重要，因为它们打开了启动我们免疫系统的扳机。进一步研究证实，除了使用铝盐，我们还可以通过利用一种分子——已确定为模式识别受体的特异性靶点，量身定做佐剂开启免疫反应。因此，制药公司改变了看法，疫苗研究从不赚什么钱，华丽转身为回报丰厚的蓝海。加上盖茨基金会等慈善机构的助力（赞助了对疟疾疫苗新佐剂的研究），从 20 世纪 90 年代的开创性发现以来，先天免疫这个话题始终保持着热度。

举一个前几年成功用于医学的例子，一种类似于 LPS 的分子，它被批准于 2009 年在美国上市，用于预防导致宫颈癌的人类乳头瘤病毒的疫苗。我猜测，诺贝尔委员会在颁奖给先天免疫领域的三位科学家之前，花了很长时间观察，等待这些发现应用于医疗；代价是等待了太长的时间，詹韦和荣耀擦肩而过。无论如何，从詹韦的一个念头到医疗应用，历经了整整二十年。这一事实很好地解释了一个疑问，为什么大多数好奇心驱动的研究是由公共资金而非商业资金资助而成，公共资金远比商业资金要高瞻远瞩和敢于试错。

免疫新发现用于其他医疗的前景也是光明的。比特勒和其他人认为，在不久的将来，有可能用阻止 toll 样受体作用的新药物来帮助自身免疫性疾病的治疗。toll 样受体抑制剂也有助于预防器官移植中的问题。器官移植过程中，患者的免疫系统会对新的器官产生排斥反应，患者深受其害，甚至为此赔上性命。这种不必要的免疫反应是我们不愿意看到的。虽然作用于我们先天免疫系统的医学干预仍在继续，但这些发现为新药物的作用打开了另一扇大门：不同的子系统——先天免疫（天然免疫）和获得性免疫（适应性免疫、调节性免疫）——如何连接在一起。可以预期的是，这是我们的下一步棋，将是未来免疫学的一个转折点。

我曾经好奇地问过梅德日托夫，詹韦性格当中是否有一种特殊的品质，让他早于其他科学家这么多年找到正确的方向。他自信地回答说，不只是詹韦，许多科学家都是怀揣着梦想，因为梦想而支撑他们走完整个职业生涯。和所有最强大脑一样，詹韦才思泉涌，想法不断地冒出来。最重要的是，他从不害怕失败，坚信总有一天会成功。

预警细胞

我们的大脑专注于周围环境的一举一动，随时做出避险的反应。也许，我们已经进化到看起来有点一惊一乍，但以往的经验告诉我们，不怕一万，就怕万一，总比感知不到危险而被伤害来的好。但是，和大脑比起来，我们的免疫系统更加小心翼翼，甚至小心翼翼到过度反应；这个时候的免疫系统，它的力量不仅仅是一种预防措施，健康的细胞和组织也很容易被其过度活跃的免疫细胞破坏——正如我们在多发性硬化症、青少年糖尿病等自身免疫性疾病，以及脓毒性休克等疾病中看到的那样。

就像他同时代的查尔斯·A.詹韦一样，加拿大免疫学家拉尔夫·斯坦曼（Ralph Steinman）也对免疫反应是如何开始的感到困惑。但是斯坦曼思考这个问题的角度略有不同，他认为最重要的问题是：身体如何谨慎地决定做出什么程度的免疫反应？是和平谈判，还是杀敌无数，自损八千？这是一个至关重要的问题，因为，如果我们知道免疫系统是如何决定何时以及如何做出适度反应的，我们就会知道免疫系统是如何调节免疫，以及如何解决过度反应，即自身免疫性疾病中出现的问题。正如亚瑟·科斯特勒（Arthur Koestler）在《创造的行为》中所写，"发现之旅充满了各种戏剧性的结局，一种是去了距离目的地十万八千里的地方，而另一种则是买了错误的船票，却到达了正确的码头"。为了解决免疫系统如何工作的这个重要问题，斯坦曼的目的地将是一个不朽的、重大的科学发现：一种新型细胞。

斯坦曼的父母曾希望他学习宗教并接管家族企业，一家百货商店，但斯坦曼热爱科学，对家族企业没有兴趣。当时，科学家们才刚刚学会如何从血液或组织中分离出不同种类的细胞，彼时的前沿技术是通过在培养皿中混合不同的细胞组合并测试它们的行为，来分析免疫反应是如何起作用的。斯坦曼决心投入这项前沿的工作中，并受到一系列关于"新细胞免疫学"讲座的启发和激励，这些讲座是他在波士顿马萨诸塞州总医院接受医学训练的一部分。1970 年，他加入了纽约洛克菲勒大学（Rockefeller University）赞维尔·科恩（Zanvil Cohn）的实验室，该实验室在研究免疫细胞方面已享有盛誉。

　　在那里的头几年里，斯坦曼参与了当时实验室的主要课题方向，研究免疫细胞如何从其周围环境中吞噬分子。但是在1972年，他把注意力转向了另一个问题，这个问题被证明是特别有意义的：辅助细胞的神秘性。当时，辅助细胞只是一个说法，而不是一个实际的细胞，被发明来解释一个观察结果，是一种用来自圆其说的物质：当孤立的免疫细胞（特别是T细胞和B细胞）与已知能够触发免疫反应的东西混合时，令人惊讶的是，什么也没有发生。大家推测，也许这些免疫细胞的反应还需要其他的东西，但没有人知道需要什么或为什么，辅助细胞专指这些神秘而未知的东西。

　　众所周知，免疫反应很容易在脾脏发生。和前辈们一样，斯坦曼发现，不加入辅助细胞（黏附在玻璃上的脾脏成分），从小鼠脾脏中分离出来的T细胞和B细胞，不会在培养皿中发生免疫反应。所以斯坦曼决定仔细观察那些黏附在玻璃上的脾脏成分。他将一堆黏糊糊的脾脏杂烩成分放在玻片上用显微镜观察，镜头之下散布着的一大堆细胞中，有种细胞引起了他的注意，因为它们是星状的、尖形的、与众不同的。

这些细胞从主体发出无数细小的突起，就像树枝从树上伸出来一样，看起来与教科书中描写的煎蛋形细胞大不相同。事实上，它们与斯坦曼过去见过的任何细胞都不一样。

虽然当时他并不知道，但实际上，德国生物学家保罗·兰格尔翰斯（Paul Langerhans）在一百多年前，即 1868 年，就已经在显微镜下看到过这样的细胞。当时只有 21 岁的兰格尔翰斯在皮肤上看到了星状细胞。他相信它们是神经细胞，因为它们的形状不同寻常，并发表了一篇描述它们的论文——《在人类皮肤的神经上》，当时的他，还仅仅是一名大学生。当斯坦曼看着这些奇怪的细胞移动时，用他自己的话来说，它们呈现出各种各样的分支形式，蠕动着，并不断地延伸和收缩。他从未见过这样的细胞运动，要么是以前没人见过这些细胞移动，要么就是没有引起足够的重视。由于斯坦曼并不知道这种细胞的不寻常形状和奇怪的运动方式意味着什么，这只是一个"哇，真奇怪"的时刻，虽然还没有达到灵光乍现的程度，但当时的斯坦曼却预感到这些细胞非常重要。

仅仅通过观察显微镜下的细胞就有这样的科学发现，事情可没有那么简单。哈佛大学的两位心理学家克里斯托弗·查布利斯（Christopher Chabris）和丹尼尔·西蒙斯（Daniel

Simons）设计了一个小实验来解释这种困难程度。他们要求志愿者观看一段视频，视频中有六名篮球运动员，三名穿白色T恤，三名穿黑色T恤，他们在走动和传递着篮球。查布利斯和丹尼尔让观众集中注意力，观察其中两名身穿白色T恤的运动员，数一下他们之间传递篮球的次数。视频播放到一半时，一个穿着大猩猩服装的女人走进现场，站在运动员中间，对着摄像机拍打她的胸部，然后走开。看完视频之后，要观众回答他们是否注意到任何其他不寻常的事情。尽管眼睛跟踪设备显示，所有的观众都直视了这个大猩猩相当长的一段时间，但只有一半的观众注意到了她。这叫作"感性失明"或者"知觉失明"。他们俩还根据这个实验写了一本有名的心理学方面的书籍——《看不见的大猩猩》。

在一组放射学专家身上进行测试时，这种"知觉失明"更为严重。心理学家要求他们在一些肺部CT片上寻找亮白色圆圈的结节，虽然有几张CT片子上藏了大猩猩的照片，比结节大48倍，但正是因为他们受过审阅CT片子的培训，83%的放射科医生表示没有看到大猩猩，尽管他们正盯着它看。

这些实验强调了一个重要的事实：我们人类，更多的是用大脑，而不是用眼睛看东西。我们的大脑会过滤和解释我们身体感觉器官检测到的所有东西，因此，我们常常只看到我们想要寻找的，而没有注意到意想不到的东西——即使它像打篮球人群中的那只大猩猩一样显眼。仅仅为了看到这些新细胞，斯坦曼就必须克服人类的这种本能的倾向。关于如何测试辅助细胞，斯坦曼还没有一个明确的想法，也许这是件好事。他的方法只是广泛的探索，没有明确的目标，而那个被无视的大猩猩实验表明，如果你并不特别要寻找什么的时候，那么发现新的东西反而变得容易多了。在一个黑暗的房间里，俯视显微镜的目镜，你和放在玻片上的、待检的大自然碎片之间没有太多的距离。在这个孤独的空间里，你感官集中，心无杂念，对新事物有着一个开放的心态。

但是，如果斯坦曼不是一个科学家的话，阻挡他发现之路的障碍中，知觉失明并不是唯一和最强大的。另外一个原因是，对同一件事情观察后的各种解读，都会左右他的想法，让他视而不见。举一个著名而有趣的事件作为例子：1609 年 11 月的一天，伽利略（Galileo）用新发明的望远镜仰望月球，看到了月球表面的亮斑和暗斑，他意识到月球并不像人们以为的那样光滑，而是有高山和深谷；而就在伽利略观察月球的前几周，英国天文学家威廉·罗威尔（William Lower）也从望远镜里看到了月球，而月球表面的明暗斑块，却只让他联想起家里厨子做的糖浆馅饼。斯坦曼本可以假设他遇到的奇怪的细胞是已知细胞的变异，或者是以某种特殊方式受到影响的细胞，抑或是由于分离它们的过程造成的。细胞移动的不寻常方式，也可能只是与黏在一起的玻璃有关（大约30年后，这项技术才被应用于观察这些细胞在活体动物体内的运动）。正如发现维生素C的科学家阿尔伯特·圣捷尔吉（Albert Szent-Györgyi）所说的，科学发现的诀窍是"看别人之所看，想别人所未想"。

斯坦曼的工作环境对他的成功也有所帮助。他的实验室负责人赞维尔·科恩，一直非常支持他。洛克菲勒大学出版社有一本自办的科学期刊《实验医学杂志》，这本杂志在科学界享有盛誉，斯坦曼在这样的内部期刊上发表了他的早期发现，不得不说对他的帮助是很大的。但最重要的帮助来自他工作环境中的邻居们。如斯坦曼自己所写，大楼的第五层坐满了细胞生物学家，而在他们当中，有一个重要的人物，名叫乔治·帕拉德（George Palade）。

另一位诺贝尔奖获得者甘特·布洛贝尔（Günter Blobel）称，乔治·帕拉德是有史以来最具影响力的细胞生物学家之一。帕拉德开发了用电子显微镜观察细胞的方式，它使用电子而不是光来放大物体，放大的倍数高于普通显微镜的好几千倍。事实上，第一张用电子显微镜拍摄细胞的照片早在 1945 年就已经发表，由洛克菲勒大学的基斯·波特（Keith Porter）、阿尔伯特·克劳德（Albert Claude）和欧内斯特·富勒姆（Ernest Fullam）组成的团队拍摄而成。帕拉德加入了这个团队并使用电子显微镜研究线粒体——细胞内的隔室，化学反应在此产生细胞所需的能量。例如，帕拉德发现细胞会产生蛋白质分子，这对于我们理解生物技术产业、胰岛素生产等基础的过程至关重要。这些由显微镜开辟的发现具有革命性，正如历史学家、科学家卡罗尔·莫伯格（Carol Moberg）指出："在 20 世纪之交……解剖学家、组织学家、病理学家和生物化学家经常对细胞中成分存在的现实提出异议。其中不少人认为细胞是一袋充满无形原生质并且没有结构的酶。"洛克菲勒大学虽然是一个相对较小的机构，但它却是国际知名的中心，在这里，我们对细胞内部发生的事情开始了现代的理解和研究。

斯坦曼用帕拉德的电子显微镜仔细观察他的"尖刺细胞"，可以让他再次确认的是，它们确实与其他类型的免疫细胞不同。例如，与其他细胞相比，它们有更多的细胞质，即充满细胞核外的黏稠液体。确认新细胞被发现之后，斯坦曼拥有了命名权，斯坦曼曾经考虑以他妻子克劳迪娅的名字命名细胞为 claudiacytes。因为斯坦曼常年忙于工作，他的妻子撑起了家里的一片天。他经常说，没有她的爱和支持，他不可能取得成功。思虑再三，斯坦曼决定使用树突状细胞，从希腊词 dendron 而来，希腊语"树"的意思，取自于该细胞最显著的特征——许多从主体发出的树枝状突起。

虽然树突状细胞遍布全身的血液、皮肤和几乎所有的内脏，但它们却相当罕见，数量稀少。为了详细研究这些细胞在体内的作用，斯坦曼花了四十年的时间，试图找到一种方法将它们单独隔离出来。这个任务没有看上去的那么简单，他花了五年的时间才找到一个有效的程序。戏剧性的是，"碰巧"在楼上工作的科学家们又扮演了重要的角色，再次帮了大忙。

在七楼，一个由克里斯汀·德·迪夫（Christian de Duve）领导的团队正在用洗涤剂和其他化学品分解细胞，以便分离和分析它们的内在成分。同时，他们使用离心机，一种将物体旋转的仪器（在这种情况下，试管里面充满了破碎的细胞），就像洗衣机一样，但速度更快，每秒数百次转动。

利用不同的细胞成分具有不同的密度，密度大的被离心机拉向试管底部，而较轻的部分则靠近顶部悬浮。然后很容易就用虹吸方法搜集到细胞碎片，这样就可以分开研究它们了。使用这种方法，克里斯汀·德·迪夫的团队已经能够在细胞内识别奇妙的细胞器世界，也可以理解为小器官。细胞核是细胞最大的细胞器，相对比较容易被检测到，但德·迪夫发现细胞的内部被许多微小的隔室填充，一种由细胞膜包围的小袋，隔离不同的反应和过程。"不用依靠显微镜，而是借助离心机的帮助，我们可以徜徉在活细胞的世界里。"克里斯汀·德·迪夫在1974年与帕拉德一同接受诺贝尔奖时说道。

斯坦曼借鉴了克里斯汀·德·迪夫的方法，使离心机能够分离不同类型的细胞，而不是分离细胞碎片。只需要在离心机中旋转几分钟，那些天然就密度不同的细胞很容易就被分离出来。例如，红细胞与免疫细胞非常不同，并且很容易以这种方式被去除。但是为了分离树突状细胞，斯坦曼必须研究出一种方法，使树突状细胞与其他密度相似的免疫细胞分离。经过好几年的不断失败和不断重复实验，他终于弄明白了分离它们的几个步骤：在第一轮纯化中，在离心机中旋转的免疫细胞（包括树突状细胞）将上升到试管顶部，而更小更密集的细胞则下降到底部。将免疫细胞虹吸出来，放置在玻璃上 1 小时。这期间，由于覆盖细胞表面的蛋白质分子类型不同，细胞的"黏性"也不同，一些细胞，包括树突状细胞，会黏在玻璃上，而其他类型的细胞会被冲走。一夜之间，剩余的细胞会从玻璃上脱落，斯坦曼让它们对聚集免疫细胞而不是树突状细胞在红细胞周围做出反应。然后进行第二轮离心，在离心过程中旋转红细胞，带走其他免疫细胞，留下树突状细胞。

就像你不能只依靠阅读说明书学会骑自行车一样，这个分离过程有难度，而且需要一些技巧，这个高门槛可以说是帮助了斯坦曼，在这种没有太多竞争的情况下，他在树突状细胞的研究方面保持了近十年的领先地位。其实，科学家们并不急于研究树突状细胞是另有原因的，许多人不相信它们是一种新的细胞，他们认为斯坦曼分离出的树突状细胞，其实是一种早在 1882 年，就被乌克兰动物学家埃利·梅契尼可夫 [Ilya（或 Elie）Metchnikoff] 发现的细胞，并且为他赢得了 1908 年的诺贝尔生理学奖。

虽然他个性阴晴不定、喜怒无常，但是，大家都认可梅契尼可夫是位富有创造力的天才。他推理出"疾病不是人类的特权"，动物也会生病，那么，观察动物遇到危险时会发生什么是对人类有益的。他在许多物种中选中了海星幼虫，这些幼虫几乎全透明，特别方便在显微镜下观察。在西西里岛的一个私人实验室里，他观察海星幼虫被锋利的碎片刺穿时发生了什么，在后来的传说中，认为他是用一根玫瑰刺扎穿了它。这次实验，梅契尼可夫开启了对免疫学全新的思考方法——其中一些海星的细胞朝着受伤的方向移动。梅契尼可夫认为那些海星细胞移动到受伤部位，就是为了吞噬或吃掉那些引起疾病的微生物。根据他的妻子在他去世后发表的一本传记里的记载，梅契尼可夫当时说道："这让我感到震惊。""相似的细胞可能抱团服务于有机体，帮助其对抗入侵者的防御工作……我激动地在房间里走来走去，甚至跑去了海边，想平息一下激动的心情，让思路更清晰。"不是仅仅从受害生物的角度来思考疾病，梅契尼可夫意识到疾病或至少是某些疾病，会将两个物种裹挟进战斗中，用他的话来说，这是一场发生在"来自外界的微生物和生物体自身的活动细胞"之间的斗争。他发现，换句话说，一些细胞具有特定的功能，可以保护机体免受疾病侵害，它们就是免疫细胞。1883年8月23日，他公开宣称"动物通过食用和消化的方式来消灭病菌"。在同事的帮助下，梅契尼可夫将他发现的细胞命名为吞噬细胞，它的工作就是吞噬，一种吃掉对身体有害物质的方式，来源于希腊语"细胞进食过程"。吞噬细胞里面最能吃病菌的又被称为巨噬细胞，即"大胃王"。

事实上，在几年前，已经有科学家报道过相同的过程；令人遗憾的是，他们的工作在免疫学史中被无视了。梅契尼可夫没有放弃，他准备更进一步地了解免疫细胞吞噬细菌的细节。在不同温度、使用不同的染色剂，他观察比较了不同物种、不同器官的各种类型细菌感染的情况下，不同的免疫细胞的不同反应。他甚至研究了麻醉品对这一过程的影响。他坦承自己不是第一个发现这个过程的人，但是，他的卓越之处不在于用玫瑰刺刺伤海星幼虫，而在于观察了海星幼虫被刺伤后的反应，对这一反应过程提出问题，并且坚持不懈地了解和研究它。

同样，斯坦曼也没有认出第一次在显微镜下看到的树突状细胞。这一刻仅仅是一个开始，科学家起初对斯坦曼的说法只是持怀疑态度。随后，斯坦曼的一个学生回忆道，当他老师在一次国际会议上谈起树突状细胞，看到与会者的表情，他的感觉真的可以用"受辱"这个字眼来形容。大多数科学家认为，他分离出的细胞其实是巨噬细胞，因为这些细胞也和树突状细胞一样黏附在玻璃上，而且数量远超所谓的树突状细胞。对于斯坦曼来说，说服科学界，不仅提供证据是至关重要的，发表文章远没有面对面的辩论更有效。百闻不如一见，恰逢当时的航空业开始发展，机票越来越便宜；于是，斯坦曼带着家人在假期四处参加免疫学专业的会议，到处游说。

直到 20 世纪 80 年代早期，斯坦曼团队已经开展了一系列实验，这些实验证明了树突状细胞的存在，得到了免疫学各种专家团队的认可。其中有一名斯坦曼的学生米歇尔·努森茨威格（Michel Nussenzweig），他比较了 T 细胞在其他免疫细胞存在时的反应性，并发现了树突状细胞激活免疫反应的独特能力。换句话说，努森茨威格的工作提供了强有力的证据，证明树突状细胞是一种神秘的辅助细胞。随着实验工具和专业知识的不断发展，比如，有了可以标记其他细胞中的树突状细胞的试剂之后，不同类型的免疫细胞可以更容易地被研究。斯坦曼的实验室就在使用了这种试剂之后发现，实际上，树突状细胞刺激免疫反应的能力比巨噬细胞或任何其他类型的细胞至少强上 100 倍。1982 年，在早期工作都是用小鼠细胞完成的基础上，另一位斯坦曼的学生韦斯利·范·沃利斯（Wesley van Voorhis）在人体里发现了树突状细胞，他的实验表明，树突状细胞在激发人类免疫反应方面也很有效。

　　经过多年的努力，斯坦曼的实验室已经让大多数科学家相信他发现了一种新的细胞，但是，一直有个问题始终没有明确的答案：我们的身体怎么知道该做出什么程度的免疫反应呢？虽然，斯坦曼发现了树突状细胞在启动免疫反应方面是有效的，但他并不知道这对整个免疫系统的工作有何意义——为什么、如何做、具体怎么做到的。只有当斯坦曼和他的团队发现，树突状细胞启动免疫反应的能力是可能改变的时候，才能真正理解树突状细胞的功能。

　　为了弄清楚这一点，很多科学家付出了努力，而其中一个起到至关重要作用的人物出现了，他就是皮肤科医生格罗德·舒勒（Gerold Schuler），他在1984年加入了斯坦曼团队。团队的其他成员发现，从皮肤分离出来的树突状细胞和从脾脏分离出来的树突状细胞相比，在刺激免疫反应的能力方面要弱得多，但没有人理解为什么会这样，也不知道对理解树突状细胞是如何在体内发挥作用这方面意味着什么。舒勒随后的发现很重要，当树突状细胞刚从皮肤上分离出来时，它们引发免疫反应的能力确实相当弱，但当这群相同的树突状细胞在实验室中培养两三天之后，它们就变得强大了。这意味着树突状细胞不只存在着一种状态，它们以两种状态存在着，即"关闭"和"开启"。它们转变成"开启"状态的这一过程，斯坦曼称之为成熟，而树突状细胞的两种状态随之就被称为成熟和不成熟。

顾名思义，成熟的树突状细胞是那些被"打开"以触发免疫反应的细胞。未成熟的树突状细胞不能很好地触发免疫反应，呈现"关闭"状态，但不是没有活力。未成熟的树突状细胞的表面有许多不同的模式识别受体，包括詹韦之前预测必须具备的受体类型，如 toll 样受体，以及其他受体，这些受体赋予了未成熟树突状细胞一种先天的能力，能够感知和捕获周围的细菌、病毒颗粒和被感染死亡的细胞碎片。换句话说，未成熟的树突状细胞擅长吞噬，即进食过程。因此，关于描绘树突状细胞两种状态的画面渐渐清晰，其中未发育成熟的树突状细胞能够有效地感知和捕获体内的异物，而成熟的树突状细胞具有强大的能力启动其他免疫细胞进行反应。尽管如此，知道这些并不能清楚地说明身体中发生了什么，而接下来的另一个发现才是至关重要的。

到了 20 世纪 80 年代末，90 年代初，在树突状细胞研究领域，形成了一个相当大的国际研究团队，而斯坦曼无疑成了其中的领导者。这一主题的一系列讨论会始于 1990 年，每两年召集一次，至今仍在继续。在 1990 年会议开始之前，几个实验室已经开发了一些工具，这些工具既可以标记树突状细胞的位置，也可以确定它们是不是成熟。使用这些工具，在皮肤、肺部和肠道等器官以及脾脏和淋巴结中（淋巴结是位于颈部、腋窝、膝盖后等部位的豆状小器官，里面充满了免疫细胞）检测到了树突状细胞。当你因感染而生病时，你会感到颈部肿胀，通常称之为腺体，但其实只是充满免疫细胞的淋巴结而已。一系列研究发现，关键点在于皮肤、肺或肠道等组织中的树突状细胞是不成熟的，而脾脏或淋巴结中的树突状细胞是成熟的。

从此，关于树突状细胞在体内如何作用的拼图，在全世界的免疫学专家的齐心协力之下，一片片的拼接，终于初现轮廓。未成熟的树突状细胞几乎巡逻了我们所有的器官和组织，尤其是那些暴露于外部环境的，例如我们的皮肤、胃和肺。这些树突状细胞使用它们携带的大量模式识别受体，专门用于检测病菌。当一个未成熟的树突状细胞遇到病菌时，它会吞噬并破坏它。完成后，它会切换到不同的状态：它成熟了。成熟的树突状细胞直奔附近的淋巴结或脾脏——一个集结了其他免疫细胞的兵营，里面有各种"兵种"用于战时之需。在淋巴结中，其他免疫细胞带着树突状细胞吞噬的细菌片段。当人体出现了受伤或者感染之类的"麻烦"，淋巴结或者脾脏的兵营就会派出相应的士兵（免疫细胞），通过血液系统和淋巴系统赶赴战场。淋巴系统是一种特殊的细管状系统，里面流动着淋巴液（这种液体与血液相似，只是缺了红细胞），通过淋巴液可以将免疫细胞传送到淋巴结。树突状细胞通过淋巴管游走到淋巴结，而 T 细胞则通过血管从淋巴结溜达到体内的组织。

显然，人体对伤口的反应是奇妙而复杂的。受益于免疫细胞表面的受体，它们可检测到病毒、细菌、真菌或受损细胞中的分子。免疫细胞感知到了受伤区域并移动到那里，导致伤口处发红和肿胀：这是我们天生的免疫反应，是人体免疫细胞警觉到有麻烦出现时的第一道防线。

但是，除了这种即时反应，免疫细胞的复杂编排也开始了，这样就可以建立另一种水平的反应，根据进入人体的病菌的精确组成进行量身定做：这就是我们的适应性免疫反应。当树突状细胞到达淋巴结并向 T 细胞呈现它们所吞噬病菌的分子样本时，这种精准而持久的免疫反应就开始了。

看上去像星形的树突状细胞，它的诸多突起此时开始精准发挥作用了，这些突起允许树突状细胞与大量 T 细胞同时连接。别忘了，T细胞具有随机形状末端的受体，使它们能够锁定各种其他分子。大多数T细胞没有正确的受体来锁定树突状细胞上的任何物质，但是，少量的T细胞有合适的受体，可以识别、锁定树突状细胞吞噬的病菌上的某一个分子；因此，它们是产生精确靶向免疫反应的正确细胞。当T细胞遇到并识别出吞噬了病菌的树突状细胞时，T细胞开始增殖。

淋巴结中的T细胞增殖能力很强，可以由一个T细胞增加至少百倍甚至数千倍（当你感染时，做吞咽动作时就会感觉到颈部淋巴结的肿大——这就是人体对T细胞数量疯狂增加的实际感受）。杀手T细胞，"杀手"这个称呼可不是调侃，而是它们正式的科学名称。它们从淋巴结出来，跑到人体有问题的部位，杀死病变细胞（如感染病毒的细胞）。同时，其他T细胞被称为"辅助"T细胞，刺激其他免疫细胞发挥作用。我们现在知道有不同种类的辅助T细胞，例如，那些被正式称为1型辅助T细胞的，它们有助于抵抗细菌；而其他辅助T细胞称为2型辅助T细胞，帮助激发对寄生虫的攻击。1型辅助T细胞动员巨噬细胞这个饕餮者去处理病菌。另一方面，2型辅助T细胞则打开"分泌和扫除"反应，肠道细胞分泌黏液，肠道内的肌肉收缩将活体寄生虫排出人体。

关于正确的 T 细胞（1 型、2 型 T 细胞以及其他 T 细胞）反应是如何激发的，仍然处于研究的前沿，我们并不是十分了解。但我们清楚有这样一个重要的过程，树突状细胞会根据它们接收到的不同类型的成熟信号，活化某些类型的 T 细胞。例如，与细菌相比，寄生虫会引发不同种类的树突状细胞成熟。具体而言，这是因为，树突状细胞的武器库内有不同的模式识别受体，它们对不同种类的病菌具有不同的锁定作用：有的检测细菌，有的检测病毒，有的检测真菌，而有的则可以检测到蠕虫，等等。这些模式识别受体可以指导树突状细胞的成熟方式——例如，改变成熟树突状细胞在其表面显示的蛋白质分子库——这反过来又触发了特定的 T 细胞反应。

简而言之，树突状细胞检测到人体出现的麻烦，就会启动正确的免疫反应去应对威胁。用更正式的语言来阐述，树突状细胞与人体的天然免疫反应——身体对病菌的即时反应密切相关，也和包含 T 细胞和 B 细胞的、更持久和更精确的适应性免疫反应有关。其实，身体中还有其他细胞，比如巨噬细胞也可以做到这一点，不同的是，只有当我们再次遇见某种病菌，人体需要重燃免疫反应时才启动。当某种特定细菌第一次进入体内时，在激发出精确的免疫反应这个过程中，树突状细胞起到了至关重要的作用。

毫无疑问，树突状细胞就是我们的预警细胞。

至此，树突状细胞和斯坦曼的研究已经引起科学界广泛的关注。但是，故事远远没有到结束的时候，树突状细胞在体内的作用变得越来越奇怪了，科学家们更是越研究越迷茫。

"我的学生认为，备受尊敬的小说家们在气定神闲地写书之前，已经设计好了故事的走向、主角的未来，他们的书既精美又好卖，他们看上去心情愉悦，受人尊重，始终保留着孩子气和好奇心。而我呢，当我环顾周围，我认识的每个作家都在为想不出结构、编不出情节而烦躁、郁闷，白头搔更短，浑欲不胜簪啊。"

以上的描述是作家安妮·拉莫特（Anne Lamott）的一段话，一个小说家为了找出合适的结构、完美的线索和人物，苦苦思考的场景，可同样用于在迷雾中摸索，找不到出路、看不到未来的科学家们。

虽然，寻找希格斯玻色子（又称希子、上帝粒子）、

完美治愈
——激发自身免疫力

人类基因组测序或向火星发送宇宙飞船需要海量和长期的计划和文书工作。但是，要找出一种新型细胞在体内的作用，那是没有寻常路可走的。这种开创性的研究不是一个可以量化和精确的科学，至少在开始阶段，科学家是孤独的，没有人知道成败，既没有国际财团资助也没有多学科团队协调，全凭本能前行。看上去，科学家和文学家、艺术家很相似，创作的过程都是痛并快乐着，同样是为了找到灵感而殚精竭虑。

斯坦曼发现树突状细胞时，还没有谁发表过关于树突状细胞如何触发免疫反应的重大理论，对于后续实验该怎么做，他也是完全没有头绪。仿佛是冥冥之中有人递给他一个球，但游戏规则是什么、怎么赢得比赛全要靠他自己来完成。他和他的团队需要找出如果树突状细胞与这样或那样的细胞，以不同的组合混合在一起会发生什么：它们是繁殖、死亡还是分泌这种或那种蛋白质分子？它们被留置一小时还是一个晚上是重要的吗？它们是改变形状、排斥或吸引、更快或更慢地移动、变大还是变小、或多或少地增强、打开或关闭这个或那个基因吗？

起初，所有的实验都让斯坦曼和其他人认为树突状细胞是启动精确免疫反应的关键。但是，在不同的条件和情况下，一些实验显示了完全相反的事实：树突状细胞的存在居然可以阻止免疫反应。正如斯坦曼所认为的那样，他只走到第一级台阶，没有人知道后面还有多少台阶在等着，解决一个问题，又出现了十个问题，永远有谜团在前面。

科学家将树突状细胞暴露于外来的蛋白质分子而不是整个细菌中，在这个实验中，发现了与之前实验结果相矛盾的地方：没有等到树突状细胞激活免疫反应。模式识别受体检测不到病菌，树突状细胞仍然保持未成熟状态。事实上，这些树突状细胞没有引起其他免疫细胞的反应，肯定是发生了我们暂且还不知道的事情。即使病菌真的存在，暴露在树突状细胞中的其他免疫细胞也无法参与免疫反应。换句话说，这些树突状细胞引发了免疫细胞的淡漠或耐受状态，使它们无法做出反应。

实验停顿了，工作变得不那么顺利，斯坦曼该怎么办呢？是继续前进还是裹步不前？答案是肯定的，必须勇往直前。而支撑科学家继续前进的是信心，坚信大自然是连贯、可推理的，答案是真实存在的。我们不会放弃，我们会仔细检查细节：了解同一种细胞如何既可以引发反应，又可以停止反应，这就要求我们去理解树突状细胞与其他免疫细胞相互作用的精确机制。我们可以回想一下在身体某个部位受到感染之后发生的事情，树突状细胞会及时赶到受感染的地方吞噬那些病菌，然后跑到淋巴结向 T 细胞汇报和展示战利品，呈给 T 细胞——它们吃下去的细菌分子尸体。我们现在知道，上述行为涉及一些蛋白质，它们是由少数几个特别重要的基因编码而成：主要组织相容性复合体（MHC）基因，或者更简单地说，是我们的相容性基因。这些由特定基因编码的蛋白质，它们从树突状细胞里收集其他蛋白质分子的小样本，包括那些被吞没的病菌的分子，并把它们放在树突状细胞的表面，伸出去。T 细胞检查这些以供展示的蛋白质样本，寻找从未见过的生面孔。

除了发挥这一重要功能外，由于编码这些蛋白质的基因因人而异，导致这些蛋白质也是独一无二的。总体来说，人类拥有一套相同的基因组，它由 23000 个基因组成。但是，人体大约有 1% 的基因组因人而异，例如影响我们头发、眼睛或肤色的基因。重要的是，这种差异主要体现在我们的免疫系统，而不是外表。这些基因的不同决定了从树突状细胞伸出来的蛋白质，它们从细胞里面抓取蛋白质样本的形状各不相同；虽然只有细微的差别，但是却意味着我们每个人对树突状细胞内蛋白质的取样略有不同。这就是为什么当我们面对任何特定的感染时，我们每个人的表现略有不同的原因之一。

值得一提的是，我们不能武断地判断谁的基因好一些，谁的基因又坏很多。这种差异与对 HIV 感染的良好免疫反应相关，也与其他疾病（如自身免疫性疾病）的易感性增加有关。我们物种的遗传具有多样性，在对抗各种潜在感染上是至关重要的；对我而言，这是庆祝人类多样性的一个有力和基本的理由。从人文角度而言，免疫系统中没有人种的高低贵贱，没有等级制度的差别，这不失为人人平等的一大佐证。

这里存在一些细节，可以帮助我们解密树突状细胞的神秘功能，既能引发某种免疫反应，又能阻止某种免疫反应：当一个 T 细胞锁定存在于相容性基因蛋白的凹槽内，某种你身体中从未出现过的物质时，且慢，光靠它还不足以引发免疫反应，T 细胞还需要更多的依据来证明启动免疫反应是否合适。从本质上讲，每个 T 细胞都需要有两个信号来表示问题。第一个信号，信号 1 是它的正式名称，来自检测到的从未见过的蛋白质分子样本。信号 2 则来自所谓的共刺激蛋白，当树突状细胞的模式识别受体锁定到病菌，此时，树突状细胞从不成熟状态向成熟状态转变，藏在树突状细胞里的共刺激蛋白会穿梭到树突状细胞表面；因此，它们以一种高水平的状态，只存在于与病菌接触的树突状细胞表面，有效地提供了一个分子标记，表明特定的树突状细胞已经与病菌接触。

换句话说，树突状细胞使用模式识别受体来检测病菌的存在，或者是探测到别的"麻烦"，比如被感染、已死细胞的碎片残骸，然后树突状细胞转为成熟（或打开）状态，将病菌或者残骸样本呈给 T 细胞。这群具有适当形状的受体、可以锁定树突状细胞所呈现的某种物质（即不是来自人体的某种物质）的 T 细胞，只有在被锁定的树突状细胞上出现了一种共刺激蛋白，一种预示着锁定物质来自病菌的信号，才会启动免疫反应。如果一个 T 细胞锁定了树突状细胞所呈现的物质，却没有在树突状细胞里面看到共刺激蛋白，T 细胞就会明白这些东西不是来自病菌，而是其他原因导致的新物质，也许是人体吃下去的食物碎片，也许是人体怀孕或青春期产生的新蛋白质。在这种情况下，T 细胞不仅会中止免疫反应，它还会切换到另一个状态，成为一个耐受性 T 细胞，放过这些"异物"，不做处理。此时的 T 细胞不会引起免疫反应，这种耐受状态还会持续一段时间。通过这种方式，树突状细胞具有了一种能力，即关上由 T 细胞发动的攻击健康细胞或组织的免疫反应。

科学家们经常宣称，他们正在研究的片段或者细胞才是免疫系统中最重要的。事实上，免疫系统是如此复杂，一个免疫反应是由各种细胞协同完成；虽然这些科学家们都提出了同样有力的论据，认为 T 细胞特别重要，或者是 B 细胞不可或缺，或者巨噬细胞战功卓著，抑或模式识别受体才是唯一，等等。但是，从整体作战而言，树突状细胞才是在免疫系统中有着特殊贡献的"杰出人物"；他们有能力打开和关闭免疫系统，既能控制我们对病菌的攻击，又能阻止免疫系统攻击健康的细胞和组织。从斯坦曼开始揭示树突状细胞的工作原理，到后来有数千名科学家参与其中，经过多年的坚持不懈的实验，最终回答了他最初提出的问题，即人体是如何谨慎、适度地启动免疫反应——它需要一个以上的信号才能启动。

一直以来，支撑和激励斯坦曼努力下去的信念，是相信他的研究成果可以用来设计出更好的疾病治疗方案。当树突状细胞肯定对体内第一次检测到的病菌产生免疫反应之时起，它们就是人体事实上的天然佐剂。虽然，我们至今仍不太清楚铝盐等化学物质是如何起到佐剂作用的，但它们很可能是作用于树突状细胞，就像真有病菌出现一样，使它们从一个不成熟的状态转变为一个成熟的状态。据此，斯坦曼认为，我们应该能够利用这点来研制新型的预防艾滋病、结核病或癌症的疫苗。

1990 年，日本科学家井叶嘉野（Kayo Inaba）在斯坦曼的实验室进行了一项实验，结果表明，一种基于树突状细胞的疫苗可以发挥作用。在那个时代，免疫学领域无疑是男性在主导。用井叶嘉野的话说，当时没有女人干这活，这让她打退堂鼓。其实，那时候还是有一些妇女从事免疫学工作，只是人数不多罢了。当年她所做的实验现在被广泛认为是突破性的实验。首先，她从老鼠身上分离出树突状细胞；然后，她将这些树突状细胞暴露在培养基中，培养基里已经放置了肿瘤细胞提取物，或者是老鼠体内没有的蛋白质。分别沐浴在这两种培养基中后，树突状细胞被注射回老鼠体内；于是，老鼠产生了免疫反应。换句话说，她发现树突状细胞可以在体外被活化，然后注射回体内之后，激活的树突状细胞可以让免疫系统做好准备。这是一种激发免疫反应的新方法，也可能是一种潜在的新疫苗。1992 年，井叶嘉野回到日本，在那里她取得了更大的突破：她成为京都大学科学系的第一位女副教授，在我撰写本书时，她已任该大学的副校长。除了研究工作，她还积极倡导男女平等。

树突状细胞疫苗就是用来启动人体的防御能力，用于对抗例如 HIV 之类的病毒、结核分枝杆菌或癌细胞。井叶嘉野的实验证明了这种方法在老鼠身上是如何起作用的，正如免疫学家们经常开玩笑的那样，这对老鼠来说是个好消息。实验对象从老鼠很快就转到了人体实验，但是，在人类身上测试要复杂得多。以癌症患者为例，树突状细胞必须从血样中分离或提取，然后浸泡在含有某些蛋白质分子的培养基中，这些蛋白质分子对癌症患者自身的癌细胞是特异的。佐剂（例如某种细菌的成分）添加到培养皿中，促进树突状细胞成熟，使它们处于能激活其他免疫细胞的状态。成熟的树突状细胞，从患者的癌细胞中摄取了特定分子后，将被注射回患者体内。如果一切按计划进行，树突状细胞就会移动到淋巴结，向 T 细胞展示患者自身癌细胞的分子样本。这样，合适的 T 细胞，即那些能够检测到癌症的 T 细胞就会被激活，于是，免疫反应被启动，一场对癌细胞的绞杀就开始了。

上面设计的医疗实验程序，从动物到人体的实验很复杂而且耗时长，甚至需要几十年才能逐步得到验证。从利用培养基中的细胞进行研究，到可以在动物身上进行小规模研究，然后可能在其他动物身上做更大的研究，进而在人类身上进行小规模的安全试验，每一步都在对程序进行修正。最终，这个想法将在临床试验中得到真正的验证。2007年3月，噩耗突然传来，斯坦曼的胰腺上发现了一种晚期癌症，已经长成了猕猴桃大小。医生告诉他，他剩下的时日不多了，只有几个月了。当他把这个消息告诉他的孩子们时，他告诉他们，癌症是确诊的，不用上网搜索了。

我们既害怕面对这样的事情，但同时又会忍不住地灵魂拷问：如果自己时日不多，该怎么办呢？有些人会辞掉工作，去尝遍美食，走遍世界。但斯坦曼可不是平常人，他更加坚定不移地继续他的科学使命，但计划稍微做了修改，他要亲自在自己身上做实验！

此时，斯坦曼希望他献出一生为之努力的工作能够拯救他的生命，他着手使用树突状细胞治疗自己的癌症。他不是一个人在战斗，来自世界各地的朋友和同事，出于对他的爱和尊重聚集在一起，把所有能够想出来的方法都摆在了桌面上。这将是一个庞大的单人系列试验，是一场不成比例拯救生命，和死神赛跑的实验。

这并不是说斯坦曼准备接受离经叛道的密室实验，给自己注射冒着泡泡、奇怪的混合物。所有的一切都要经过监管机构的审查，这意味着所有涉及者都需要做大量的文件。但为了挽救斯坦曼的生命，人们重新审视了危险和风险。通常情况下，在所有研究人类血液的实验室里，研究人员都被教导远离自己的血液。不过，对于斯坦曼来说是个特例，特定的同情使用协议专门被提交到美国食品药品监督管理局（FDA）；因此，监管机构反应迅速，可能要花上几个月才能走完的流程，在几天之内迅速推进。

斯斯坦曼的第一位博士生米歇尔·努森斯威格（Michel Nussenzweg），时任纽约洛克菲勒大学的教授。他取了一些斯坦曼在手术中切除的肿瘤，让其在老鼠体内生长并做进一步的分析。与此同时，基因泰克公司负责肿瘤研究的副总裁伊拉·梅尔曼（Ira Mellman），一位曾与斯坦曼合作并担任博士后的研究人员，他的团队培养了从斯坦曼的肿瘤中提取出来的细胞，然后试用了几种他可以接触但尚未进行临床试验的药物。在多伦多，斯坦曼的另一位朋友分析了他的肿瘤细胞中的特异基因突变。在德国的图宾根，另一位科学家从斯坦曼的肿瘤中提取蛋白质的分子用于实验性的疫苗。梅尔曼，其中的一位科学家，曾经帮助斯坦曼在他的实验室里度过了高中的暑假，获得了宝贵的工作经验。梅尔曼回忆说，那次在他的办公室里与斯坦曼会面，商量什么该做，什么不该做：这是一个很自然、平和的科学讨论，除了我们讨论的主题是他的肿瘤以外，看不出有什么与以往不同。

最终，斯坦曼尝试了八种不同的实验治疗方法，其中包括三种基于树突状细胞的疫苗。对于其中两种疫苗，斯坦曼的树突状细胞被分离出来，并以不同的方式进行改造，以包含他肿瘤中的分子。第一种，将斯坦曼癌细胞的 DNA 注入了树突状细胞。另一种方法是将树突状细胞与癌细胞的蛋白质混浴。随后的几个月里，这两种疫苗多次被注射回斯坦曼的血液中，科学家们期待着它们能够引发对癌症的免疫反应。

第三种疫苗的设计原理就完全不同了，是针对斯坦曼的肿瘤细胞进行了分离和基因改造即转基因，以便分泌一种蛋白质分子（粒细胞巨噬细胞－集落刺激因子，一个很拗口的名字）刺激树突状细胞和其他免疫细胞。为了阻止它们像活跃的癌症一样增殖，把转基因肿瘤细胞暴露在高剂量的放射线中照射，随后被注入斯坦曼的血液中。同样，这背后的考量是这样的，照射后的肿瘤细胞会引起斯坦曼树突状细胞的注意，被树突状细胞吞没，呈给淋巴结中的 T 细胞，这样免疫系统就知道该攻击什么、攻击谁了。

斯坦曼还尝试了更传统的治疗方法——联合树突状细胞疫苗法，尽管当时还在临床试验中。有一种组合疗法，他认为特别有希望，但遗憾的是，因为没有得到 FDA 的许可，还没有被测试过。尽管遭受过一些挫折，斯坦曼始终乐观地认为，他会痊愈。直到最后一次入院抢救之前的一天，他还在全身心地参与这项研究，试图找出用树突状细胞来治疗癌症的方法。当时，他还半开玩笑半认真地说，准备在《新英格兰医学杂志》上发表一篇论文——我的肿瘤和我是如何干掉它的。2011 年 9 月 25 日，那天晚上，他与妻子、三个孩子和三个孙子共进了最后的晚餐。

单个的例子没有统计学意义，没有人知道这些实验是否延长了斯坦曼的寿命，但是，斯坦曼一直坚持着，坚如磐石。最初医生对他做的预后判断是，他只能活几个星期到几个月，一年的生存概率不到 5%。而最终，他活了 4 年半，享年 68 岁。很有可能，斯坦曼的癌症恶性程度很高，虽然试验疗法确实提高了他的免疫系统的反应能力，但是，肿瘤细胞还是找到了躲避攻击的方法。梅尔曼说："这是一个持续了一段时间的试验，我们不能回去重复也很难重复，所以我们永远无法确定这些试验的效果。"

完美治愈
——激发自身免疫力

在他去世后的第三天，斯坦曼的妻子克劳迪娅（Claudia）在日出前起床去拿一杯水，黑夜里，看到斯坦曼的黑莓手机在他钥匙旁边的一个碗里一暗一明地闪烁着。手机放在那里，好几天没人动过，但是克劳迪娅却偶然看到了这条留言，时间定格在早上 5 点 23 分："亲爱的斯坦曼博士，我有好消息要告诉你……"她对正在睡觉的女儿大声喊着："爸爸赢得了诺贝尔奖！"克劳迪娅回忆起她的丈夫："没有和我们一起分享快乐……真是又喜又悲。"奖项宣布的时候，几乎没有人知道斯坦曼已经去世。尴尬的是，不少熟人都发了贺电给斯坦曼。按照惯例，诺贝尔委员会是不会颁奖给一个已故科学家的。事实上，他们是在奖项公布 1 小时后才知道了这个消息；为此，诺贝尔委员会紧急开会，商议是否授予斯坦曼这个奖项。如果不颁给斯坦曼，将近 50 万英镑的奖金很可能留给联合获奖者比特勒和霍夫曼。最终，他们决定，考虑到这些特殊的情况，奖项和奖金仍然留给了斯坦曼。同一年，另一位科学家，詹韦却因为病故而被取消了诺贝尔奖。

斯坦曼是诺贝尔奖史上独特的存在，他是唯一一个过世后还拿到奖项的科学家；不过，大多数科学家还是认可了他的成就，认为他的得奖是实至名归。因为好奇心、因为科学家探索的本能，斯坦曼打开了一个神奇的免疫世界，里面充满了奇形怪状的人物和景观，它们在一个复杂的系统中相互作用。在这个系统中，许多类型的细胞共享信息，协同作战，对抗疾病。正如梅尔曼所言："这是一个孤胆英雄，他一手开创了整个免疫学领域，即使其他人放弃了，唯有他坚持了下来。"

直到生命的尽头，他得到了研究树突状细胞的众多科学家们的尊重和认可，就像苹果与苹果树，斯坦曼的名字永远与树突状细胞紧紧相连、密不可分。然而，科学无尽头，生命却只有短短几十年，像所有有理想、有抱负的科学家一样，临死之前颇有点死不瞑目的感觉，还有很多此生未完成的未尽事宜，空留遗憾。

斯坦曼一直想把他的研究成果运用于医疗，拯救苍生，遗憾的是，虽然确实前进了几步，但是革命远远没有成功。以树突状细胞为基础的疫苗，已经通过了美国 FDA 的批准使用，使前列腺癌患者的存活时间提高了大约 4 个月。但是，树突状细胞疫苗尚未被广泛用于治疗癌症，其他树突状细胞疫苗的临床试验也仍然在进行中。一切都在有步骤地推进，困难重重，但是未来可期。

树突状细胞疫苗没有那么有效的原因之一，可能是肿瘤进化到会变着法子阻挠免疫反应。例如，一些肿瘤分泌自己的蛋白质分子，阻止树突状细胞在其表面显示共刺激蛋白。受到影响的树突状细胞不仅不能发挥作用，它们还会主动关闭机体的免疫防御，导致 T 细胞对癌症耐受，放过癌细胞，使患者的病情恶化。

第二个原因可能是，当树突状细胞在体外被激活，科学家指望它们回到体内去激发免疫反应；但是，令人费解的事情发生了，被注射回体内的树突状细胞似乎失去了迁徙的能力，它们找不到去淋巴结的路，很少能够到达淋巴结，无法与 T 细胞相见，更谈不上让 T 细胞激活免疫反应。

第三个原因可能是，我们一直没有找到真正合适用于启动免疫反应的树突状细胞。众所周知，树突状细胞有很多种，它们不但存在于身体的很多地方，比如皮肤、肠道、血液里，而且各不相同，甚至还有不少树突状细胞的变异体存在。从某种程度上来说，这使免疫系统更像一个生态系统，不同环境中的细胞有许多相似之处，但如果换个定居点，它们也会入乡随俗，发生适应性的变化。

了解各种不同的树突状细胞，已经成为现如今前沿科学的热点之一。事实上，极有可能的是，我们还没有完成斯坦曼最初的实验设想，去寻找最好的辅助细胞来启动免疫反应。也许，有一种我们不知道的树突状细胞亚型，在疫苗的范围内，特别能触发免疫反应。

在斯坦曼的有生之年，他给人类做出的贡献，可不仅仅止步于医疗，而是刷新了大家对人体的看法。几个世纪以来，大家固有的想法就是，人体内存在着血液，里面来来往往地运输着氧气和营养物质。而斯坦曼和数以千计的、同样在研究树突状细胞的科学家们，向我们打开了另一个充满活力的神秘世界：各种各样、形形色色的免疫细胞穿梭于器官和组织之间，进出淋巴结组织，忙忙碌碌，生生不息，始终保护着我们。

除了树突状细胞以外，斯坦曼的新观点也渐渐流行起来，新药可以通过抓住免疫系统的威力来起到作用；但是，在这一新观点真正实施之前，我们要先把免疫系统的另一层沟通方式了解清楚。

约束与控制

干扰素的年代——全球流感大暴发。

1956 年夏天，位于伦敦边缘的密尔希尔国家医学研究所（National Institute of Medical Research）里，有一座七层楼高的建筑物，1933 年，流感病毒在这里被发现，后来还被用作 2005 年电影《蝙蝠侠》（*Batman*）里的阿卡姆精神病院。两位科学家在此相遇了，一位是 31 岁的让·林登曼（Jean Lindenmann），瑞士人，已不是菜鸟的一位科研人员，他先在苏黎世大学学习物理学，第二次世界大战期间原子弹的使用改变了他的人生观，他转向了救人无数的医学领域，瑞士奖学金资助了他一年的薪水来到伦敦；另一位是英国科学家艾里克·艾萨克斯（Alick Isaacs），比他大3岁，因其著名的病毒实验在国际上享有一定的地位。艾萨克斯曾在澳大利亚、诺贝尔奖得主麦克法兰·伯内特（Macfarlane Burnet）的手下工作过3年。

十几岁时的林登曼罹患肺结核，备受折磨，因此还和双亲分开居住多年，这样的经历造就了他安静和害羞的性格。而艾萨克斯则相反，活泼开朗，走到哪儿，哪儿就欢声笑语。很多例子证明，一个思想跳跃和富有探索精神，另一个则更为克制，能够将兴奋情绪引向具体的试验计划，这样的两个搭档之间的讨论往往效率很高，更容易出成果。最终，背景和性格都南辕北辙的两个科学家，收获了20世纪最伟大的科学突破之一。

在与林登曼世纪会面之前，艾萨克斯花了很多年时间，试图解开一个长期的未解之谜——为什么人或者动物很少同时感染两种病毒；至少早在19世纪，人们就已经注意到，一个人同时感染两种不同的病毒是比较罕见的。查尔斯·达尔文（Charles Darwin）的祖父，伊拉斯谟斯·达尔文（Erasmus Darwin）就曾经评论过，他从未见过一个既患有麻疹，又同时得天花的患者。1937年，人们发现猴子感染了一种叫作裂谷热的病毒，但却阻挡了猴子染上另外一种病毒，黄热病毒。科学家们甚至发现，在实验室的培养基上，两种病毒都没有办法共存，总会有一种抑制住另外一种的生长。这一发现，让科学家们正式开始了系统性的研究工作，试图解开病毒之间这种此消彼长的作用机制。

虽然这一发现如此神秘，但两位科学家见面的时候，尤其是在密尔希尔国家医学研究所，谈论的还是当时最热门的话题——流感病毒是如何传播的。艾萨克斯的研究团队甚至将关于宠物的研究让路给流感病毒。最终，还是获得了一些科学发现，其中之一就是，1951 年在英国肆虐的流感涉及两种不同版本的病毒。这一点，以及当时在密尔希尔国家医学研究所的许多其他人的工作，是开创性的引路先锋，因为它给我们现在使用计算机预测流感的演变和全球传播方式，指出了一条明路；同时，对于世界卫生组织（WHO）如何为每年的流感疫苗选择菌株也是必不可少的。

了解流行病是如何传播的，以前是、一直都是毋庸置疑地重要。但是，研究一种病毒为什么会阻碍另一种病毒的生长是否值得去做，起码当时无人知晓其重要性。而且，任何实验方向定下来之后，那就意味着好几年的资金和精力的投入。也许有人可以预感到成功，而有些人则会左右权衡，瞻前顾后。我个人倒是比较欣赏直截了当的做法，就好像电脑死机了，也许重启才是最简单、有效的办法，而不是浪费时间去左思右想。

　　得到来自瑞典的一笔资助之后，林登曼抵达了伦敦，艾萨克斯已经计算出需要多少病毒才能阻止另一种病毒，并证明一种病毒可以阻止其他各种病毒的生长；但谜团的核心，病毒如何阻止另一种病毒，依然没有解决。

　　当艾萨克斯和林登曼相遇时，他们很快就开始讨论为什么一种病毒会阻止另一种病毒的生长（林登曼在苏黎世进行的、未发表的实验中偶然发现了这种现象）。他们一起讨论了可能的原因，一种可能性是，某种蛋白质分子，病毒必须依靠它才能进入细胞；当一种病毒一旦进入细胞，这种蛋白质分子就被耗尽或者被移除，导致第二种病毒无法进入同一个细胞。另一种可能性是，病毒复制所需的蛋白质分子可能被耗尽，这意味着第二种病毒可以进入相同的细胞，但却无法正常繁殖。他们意识到，如果他们的想法被实验证明是正确的，这些答案中的任何一个都将是重大的发现；因为除了揭示病毒的工作原理外，它们还暴露出了病毒易受攻击的软肋之处。在他俩看来，这个问题应该得到更多的关注。因此，下午茶的头脑风暴之后，1956年9月4日，他们正式开始了试验。从此，他们的发现，不但永远改变了医学，也改写了他们自己的人生。

他们闻名至今的实验是，用流感病毒感染受精鸡蛋（鸡胚）壳上的膜。不过他们并没有直接用病毒感染鸡胚膜细胞，而是使用预先与红细胞混合过的病毒。林登曼和艾萨克斯知道病毒会黏附在红细胞上，因而体积就变大了1万倍。但他们认为这并不能阻止病毒用其遗传物质感染鸡胚膜细胞（流感病毒就是通过这种方式将其遗传物质送入细胞内进行复制的）。然而，当遗传物质从病毒中分离出来时，病毒外壳仍会附着在红细胞上。然后这些红细胞就可以连同病毒外壳一起从膜上被洗下来。这样就可以对黏有病毒外壳的红细胞进行测试，看看它们加入新鲜的鸡胚膜后是否还能阻止新病毒感染。他们推断，如果能成功地阻止新病毒感染，将证明阻止第二次感染的物质是病毒外壳，而不是病毒的遗传物质。实验要花费好几个小时——膜和红细胞被放在试管里在滚筒上旋转。艾萨克斯和林登曼一边等着结果，一边谈论着实验设想或者时事政治话题，气氛融洽而欢快。

他们发现，被病毒黏附、从鸡胚膜细胞上洗掉的红细胞仍然可以阻止另一种病毒的感染。这似乎与病毒外壳是阻止第二次感染的重要因素的观点相吻合。但这一解释完全依赖于他们的假设，即病毒的外壳会黏在红细胞上。为了证实这一点，他们用电子显微镜观察了实验中的细胞（与斯坦曼用来详细观察树突状细胞的显微镜相同）。但是，电子显微镜下的画面模糊不清，他们无法分辨在红细胞上是否留下了病毒外壳。而更让人担心的事情出现了，电子显微镜照片显示，也许是因为滚筒旋转的作用，似乎有完好无损的病毒从红细胞上脱落，从而阻止了第二次感染。如果是这样的话，他们的实验根本就没有发现任何新的东西。

失之东隅，收之桑榆，他们偶然间找到了比金子还闪亮的好东西。

为了检查是否存在自由漫游的完整病毒，他们仔细地从试管中分离出液体，不仅将其与鸡胚膜分离，而且也将其与病毒包被的红细胞分离开来。然后，他们将这种液体添加到新鲜的鸡胚膜细胞中，发现它或者其中的某些东西也能阻止鸡胚膜细胞被感染。但是，当林登曼和艾萨克斯检查这种液体时，他们发现这种液体含有很少（如果有的话）病毒，这意味着他们无法解释到底发生了什么。

于是，他们决定，在避免因为增加红细胞而造成麻烦的情况下，重复这一实验。现在他们发现，从含有病毒和鸡胚膜细胞的试管中提取的液体也能阻止新鲜细胞感染病毒。液体中的某些物质，只存在于液体中，阻止了病毒感染。这一观察让他们走对了路，引导他们走向了辉煌时刻。但在当时，它看起来可不像一个尤里卡时刻那么震撼，反而让他们不知所措。

艾萨克斯认为，在液体中可能产生了一些能够干扰病毒的物质，但两位科学家也意识到，也有可能是其他什么原因造成的。例如，如果液体已经变成酸性，是不是可以阻止病毒？或者是营养物质被一种阻止第二次感染的病毒耗尽了？他们开始讨论下一步的工作时，虽然有各种各样的想法，林登曼觉得有必要先给这种引起干扰活动的物质取个名字，他称它为干扰素，听起来像是宇宙中的一个基本粒子，就像电子、中子或玻色子。这样的想法基于他物理学家的背景，他认为是时候让生物学家有一个基本的粒子来研究了，因为物理学家已经拥有了那么多。1956 年 11 月 6 日，也就是他们开始一起工作的两个多月后，艾萨克斯在他的实验室笔记本上写下了一句话:"寻找干扰素"。于是,长期又艰苦的工作开始了。

也许,用老眼光看,艾萨克斯似乎比林登曼更专业一些;但是,在未知的领域里,每个人都是菜鸟。就像到达犯罪现场的侦探,虽然不确定找什么,但还是会把现场翻个遍一样;他们俩对液体的各种特性进行测试,寻找所有可能。在加热和冷藏这一组对比中,加热破坏了它的抗病毒能力,而放在冰箱里面冷藏的却没有变化。这些结果表明,液体的 pH 值并不重要,不会受到热的影响,但是某种热敏因素是有效成分。他们也测试了离心是否有任何效果,结果显示没有用,这又反驳了另外一个观点,即液体中的一个大粒子会引起病毒干扰的可能性(就像任何大的粒子都会被旋转到试管底部一样)。他们测试了这种液体是否能阻止不同类型的病毒,实验证明它可以。经过一段时间的各种测试,他们排除了无趣和旁证,并开始相信某种尚未确定的、有能力阻止病毒感染的某种东西正在积极发挥作用;换句话说,确实存在一种干扰素。

反思这段时间,林登曼后来写道:"彼之蜜糖,吾之砒霜,真正吸引我们的探索阶段,对其他人而言,却是乏味和单调的。"胜利带来的虚荣感很快会褪去,只有理性的分析和勤勤恳恳的努力所带来的满足感才会更持久。遗憾的是,科学研究工作很少在通俗写作中出现过。这也许是件好事情，科学探索带来的快乐，应该留给懂它的人。他们是一群孤勇而心甘情愿付出、天真如孩童、充满好奇心和探究能力的科学家们。

到 1957 年 2 月底，他们俩积累了足够的证据来证明它，一种关于干扰病毒复制的、新的细胞源性病毒诱导因子的存在，他们决定公开发表一个申明。克里斯托弗·安德鲁斯（Christopher Andrewes），他们在密尔希尔国家医学研究所工作的负责人，因 1933 年发现了流感病毒而闻名，作为皇家学会的同事，他帮助他们在皇家学会的《论文集》上发表了他们的实验结果。虽然，我们现在知道这两篇论文的想法是正确的，但最初并没有多少人认可。

1957 年 6 月，林登曼在瑞士的一次科学会议上首次提出干扰素之后，麻烦接踵而来。一位瑞士病毒学家在会后评论说，这一观点与他所学到的一切都是背道而驰的，而且是一派胡言。同年 10 月，艾萨克斯和林登曼的正式论文发表时，有几位杰出的科学家，尤其是美国的科学家，质疑了他们的新发现。怀疑论者争辩说，一定有一些病毒污染了实验样本，让他们误以为发现了一种新分子。谣言传得飞快，干扰素被赋予了其他的名字——曲解或幻想。就像经常出现的新事物一样，怀疑甚嚣尘上，但也不是完全没有道理。早期的实验很复杂，细胞和病毒被一起孵育，液体被吸走并重复使用，在这个过程中到底是什么产生了干扰因素，这是个未知数。而且，实验的复杂性意味着其他科学家很难复制这些结果；无法复制的实验，成为可攻击的最佳方向。

无一例外，科学家最害怕的就是被同行怀疑实验的真伪。更糟糕的是，甚至被人质疑个人的品行有问题，这个打击太大了，很多人承受不起，他们俩也不例外。林登曼在伦敦做实验待了一年，回到瑞士后，他的诚信和正直遭到了炮轰。他的前老板赫尔曼·摩尔（Hermann Mooser）发了声，他本人应该在艾萨克斯的干扰素论文中得到认可，因为摩尔宣称，这项工作是建立在林登曼于 1955 年在摩尔实验室所做的未发表的实验基础之上的，早于林登曼和艾萨克斯合作之前。由于摩尔在斑疹、伤寒方面的卓越贡献，他还是有一定的话语权的，他的指责对于林登曼的职业生涯而言，几乎是灭顶之灾，以至于林登曼迫于压力离开了瑞士。他在伯尔尼待了两年，在佛罗里达又住了三年，颠沛流离，直到摩尔退休后，他才回到苏黎世。

完美治愈
——激发自身免疫力

摩尔到死都坚信，他不但是干扰素的共同发现者，而且受到了不公平的对待。事实上，许多实验室都进行了产生干扰素的实验，几乎包括所有涉及活病毒和活细胞的实验。但是，重点来了，他们在实验中看见了"干扰素"本尊，但却没有意识到看见了什么，也没有去研究它的重要性。在艾萨克斯和林登曼报告干扰素的时候，在科学史册中有各种各样的迹象表明，确实有某种因素可能导致免疫细胞以某种方式作出反应。所有的研究都是与其他研究同时进行的，而摩尔没有做足够多和深入的工作，不足以服众，称不上干扰素的合作发现者。

艾萨克斯自信地反驳了摩尔的说法，但污水已经泼出来，对于患有抑郁症，有时还要住院治疗的他而言，永久的伤害已经造成。正如一位朋友说的那样，他是一位富有想象力的科学家，满脑子创意，他看得到未来的宏伟蓝图。但是，当他情绪低落的时候，他又成了一个不好相处的患者。艾萨克斯的情绪时而高亢，时而低落，有时会和最亲密的同事谈论他和林登曼的发现，甚至发展到自我怀疑的地步，也许仅仅是因为他们没有检测到液体中有病毒的痕迹，也许外界的批评都是对的，根本就没有干扰素这个东西的存在。

　　理想的情况是，用新实验来调查真伪，而不是自我怀疑。尽管科学论文的基调是客观的，但追求新知识是基于强烈的个人努力。1958 年的秋天，艾萨克斯的精神陷入衰弱的地步。在密尔希尔国家医学研究所的同事们眼里，艾萨克斯快乐而充满激情，做起事来满是活力和热情。但人有两面，他的个人生活却很坎坷，更何况还患有抑郁症。1949 年，还是一个年轻医生的艾萨克斯，娶了精神病学家苏珊娜·戈登。虽然婚后他们很幸福，但因为严格的犹太教义规定，迎娶不是犹太人的艾萨克斯因此失去了东正教家庭的支持，甚至被父亲剥夺了继承权。这个来自原生家庭的打击很大，工作从此成为他心灵上唯一的寄托。

　　压力日渐加大，围绕干扰素的话题不仅在科学会议上产生了激辩，而且在主流报纸和电视上也渐渐成为热点话题。不过，公众看待干扰素的角度很清奇也很实际，他们并不在乎究竟是谁发现了干扰素，而是对干扰素能否阻止病毒感染倍感兴趣。公众们意识到，如果干扰素能够阻止病毒感染，那它可就是一种新的神奇药物，人们对干扰素寄予了厚望。1957 年，干扰素的故事被《每日快报》连篇累牍地报道，艾萨克斯在皇家学会 5 月份的一次招待会上展示了干扰素之后，随即接受了英国广播公司的电视访谈。干扰素甚至无缝对接到了当时的流行文化当中：1960 年由丹·巴里（Dan Barry）筹划的"闪电戈登"（Flash Gordon）连环画中，被致命外星病毒感染的太空人通过及时注射干扰素而得救。当然，艺术创作总是高于现实的，漫画中就有这么一个小瑕疵：干扰素的作用是通过降低患病宇航员的体温来实现的，但在现实中，干扰素产生效果时是会发热的。

英国政府也一直在持续关注着干扰素的进展。前车之鉴还历历在目，1928 年，英国人亚历山大·弗莱明（Alexander Fleming）在伦敦发现了青霉素，但他却在美国申请专利和继续开发工作。英国国会和资助米尔希尔国家医学研究所的医学研究委员会（Medical Research Council）还没有从这件事情里面缓过劲来，失去青霉素版权的痛苦也还记忆犹新，这次他们可不想又白白为别的国家做了嫁衣裳，他们迅速把干扰素收入囊中。不过，为什么把干扰素直接归入"抗病毒青霉素"这一类，还不清楚是谁干的，也许是艾萨克斯自己吧。

政府的面子、科学界的质疑和公众的厚望对艾萨克斯来说，像石头一样压在他的胸口。所有人都要求他和他的团队，证明干扰素是真的，可以作为一种药物发挥作用并赶紧申请专利。他深受压力之苦，同事们不知道的是，白天笑嘻嘻的他两次企图自杀。

与此同时，在艾萨克斯的实验室里，28 岁的化学家德里克·伯克（Derek Burke）接受了净化干扰素分子的工作，以便更清楚地确定其化学性质和活性。伯克和艾萨克斯在 6 月的《新科学家》杂志上写道："为了充分了解干扰素是如何产生的，以及干扰素在细胞中的作用，弄清楚干扰素在化学上的作用是至关重要的。"艾萨克斯认为，这需要伯克花大约 6 个月的时间就可以佐证干扰素的化学性。但净化干扰素却是一项艰巨的任务，从细胞和病毒中提取的液体含有微量的干扰素，伯克在试图分离它的过程中，在 12 本笔记上写满了推演的化学过程。这个净化过程，整整花了 15 年而不是 6 个月。事后看来，以为只要 6 个月的时间就能完成是多么天真。

1964 年元旦，净化工作还远远没有完成，艾萨克斯却倒下了，因为脑部异常肿瘤血管的爆裂，他突发脑出血入院，但却因为血管位置比较特殊而无法进行手术。艾萨克斯三个月后回到工作岗位，但被解除了部门负责人的职务，而是被任命为一个三人研究小组的负责人。重返工作岗位之后，一位同事回忆说，艾萨克斯经历了一系列严重的精神紊乱。祸不单行，1967年1月，他再次脑部大出血，这次是致命的，去世时年仅四十五岁。在他去世前一年，他被选为英国皇家学会的成员。在他去世后，为了纪念他，在伦敦为他举行了一次专题讨论会，其中包括两位诺贝尔奖得主恩斯特·钱恩（Ernst Chain）（专门从事青霉素工作）和弗朗西斯·克里克（Francis Crick）（DNA结构的共同发现者）。他的同事哀悼他说："这个领域失去了一位守护神。"艾萨克斯死在质疑声中，但他留下的科学遗产却在多年后大放异彩。

在他生命的最后几年里，一系列小规模的干扰素临床试验结果令人失望，制药公司渐渐对干扰素失去了兴趣。然而，在他死后不久，对干扰素的一些期望被癌症研究重新唤醒了。研究表明，大多数癌症与病毒感染毫无关系，但有少量病毒与癌症有关。简·格雷斯（Jan Gresser），一个在巴黎工作的纽约人，在老鼠身上测试干扰素是否能阻止由病毒引起的癌症，测试方法同阻止其他病毒感染一样，结果证明干扰素确实有效。但是一个更大的发现来自他的"什么都不会发生的对照试验"，即伴随主要实验同时进行的对比实验：将要重点评估的一个实验因素排除，而在其他方面和主体实验一模一样。这种实验被寄予厚望，期望它不会产生任何结果，从而验证主要实验的结果。这次，格雷斯对与病毒无关的其他类型的癌症进行了同样的测试，认为这些更常见的癌症将不会受到影响，只会影响那些与病毒有关的癌症。出乎意料的是，那些注射了各种类型癌细胞的动物，在接受干扰素治疗后存活了下来。1969 年，他在报告中写到，至少在老鼠身上，干扰素可以治愈癌症。

干扰素可以治疗癌症，这种特殊的疗法本应是医学史上的一个里程碑，但质疑声却远多于赞美。最大的问题是格雷斯以前没有这么使用过干扰素。由于之前还没有人把干扰素分离出来，所以格雷斯只能用一种不纯的生物液体从细胞和病毒中将它虹吸出来，如同从牛奶中撇去的奶油。就像他们对艾萨克斯的质疑一样，关于确切的活性成分是什么，人们争吵不休，其他科学家也抓住了他的软肋。格雷斯回忆了当时一位同事试图安慰他说，有一天其他科学家会重复他的发现，会忘记不完美的过去。

与这些挑衅性实验不同的是，有一个和格雷斯差点擦肩而过的观察，它也影响了我们理解干扰素的进程。1961 年 12 月，格雷斯发表了一篇低调的研究论文，文中写到，和其他细胞一样，与病毒混合的人类白细胞也会导致干扰素的产生。他推测，这个干扰素产生的过程，可能在人体为抵御病毒而筑起免疫长城这个进程中起到了一定的作用；同时，干扰素的产生还可作为诊断病毒感染的诊断性试验。这引起了芬兰科学家柯瑞·坎特尔〔Kari（发音为"Kory"）Cantell〕的注意，激发了他的想象。这位不走寻常路的独行侠认为，虽然大多数人类细胞与病毒混合会导致干扰素的产生，但也许只有人类白细胞特别擅长制造干扰素。如果这个想法行得通，用这些白细胞就可以在实验室里造出大量的干扰素。这是个好主意，但还需要添加点运气，否则也终将是一无所获。

碰巧他的冰箱里保存有一种名为 Sendai（仙台）的病毒，这种病毒的名字取自于发现这种病毒的地点，一个日本城市名，坎特尔在仙台病毒上测试了他的想法。这种病毒有点像流感病毒，现在普遍认为仙台病毒在帮助白细胞产生干扰素这方面特别有效。为什么说运气的成分不可少，如果当时他使用了另一种病毒，即使是同一种病毒的不同菌株，他的第一次实验就会失败，那就没有后续的坚持和成功了。彩蛋就这么砸到坎特尔的头上，在1963年5月8日开始的第一次实验中，白细胞和他测试过的任何其他类型的人类细胞相比，白细胞产生的干扰素是后者的十倍之多。诚实地讲，不能说是全靠运气。坎特尔坚持说，职业生涯一开始就有一份长久的工作也很重要，否则他的工作就很难得到足够的资金，因为在这第一次实验后，他花了九年的时间来纯化干扰素。

他终于弄明白了这个过程的复杂性，这也使他明白了为什么要花这么长时间。这一过程依赖于这样一个事实：根据溶液不同的酸度水平，不同的蛋白质分子会从溶液中凝固（即沉淀）。坎特尔发现可以用下面这种办法提取干扰素，在冷酸性酒精中搅拌初始制剂，然后加入其他化学物质，慢慢提高液体的 pH 值。杂质从溶液中产生的速度比干扰素快，可以通过离心法去除掉，整个过程必须重复几次。坎特尔回忆道，当时的化学家们认为这个过程很不寻常，他却是这么想的："无知者无畏，正是因为不专业，所以思想没有桎梏，思维不会被规矩所左右。"艾萨克斯和林登曼公布了干扰素之后的 15 年，就在公众对干扰素的兴趣处于低谷的时候，坎特尔找到了一种方法来净化它，从而为他们后来连续不断的论文开辟了一条通途。

有少数癌症患者接受了坎特尔干扰素的治疗，这一消息在临床医生和科学家中传播开来，令人振奋。与此同时，公众也对这种来自人体，由人体产生的药物感到好奇和兴奋。它符合了大众的追求，希望找到比 X 线照射更自然的治疗方法。事实上，在严格的科学或哲学意义上，将任何药物定义为"自然"是很困难的，因为每一种治疗都是一种外来干预，而且所有药物从某种程度上都来自大自然。美国尼克松总统于 1971 年签署了一份"对抗癌症"法案之后，美国癌症研究界面临着不断研发新药的压力，干扰素的这些早期结果让他们松了一口气。

出生于瑞士的美国病毒学家玛蒂尔德·克里姆（Mathilde Krim），她的丈夫是媒体大亨，在美国民主党中很有影响力，他周旋并游说他们为干扰素研究提供资金。而克里姆本人则与政府行政人员、制药公司和其他研究人员有着良好的关系。她丈夫游说了几位著名的美国科学赞助者，包括玛丽·拉斯克（Mary Lasker）和劳伦斯·洛克菲勒（Laurence Rockefeller），也加入了支持干扰素研究的队伍里面。

但是所有可用于临床的干扰素都是产于芬兰，由坎特尔控制着。对于想要在患者身上测试干扰素的人来说，有两个办法可行，一个是筹集到足够的钱，从坎特尔手里购买干扰素，第二个是让他同意彻底卖掉干扰素。因为需求很大，坎特尔受到科学家、临床医生、一群富人的轮番轰炸，科学家们想研究、医生想拯救患者、富人们则想救自己或者亲人的命。《时代》杂志称他为"顽冥不化"，但坎特尔只能苦笑，无可奈何。干扰素的产量太少，他也不准备将干扰素只给那些出价高的富人，毕竟干扰素不只是待价而沽的商品，它还具有科学研究的价值。

在得克萨斯州休斯敦市工作的肿瘤学家乔丹·古特曼（Jordan Gutterman）从玛丽·拉斯克的基金会获得了 100 万美元，用于在癌症患者身上测试干扰素的作用。这 100 万美元来之不易，在一次癌症会议上，拉斯克要求癌症中心的头头安排古特曼上台演讲，在那几次的演讲中，她遇见了拉斯克。作为最年轻的演讲者，才 36 岁的古特曼意气风发，口才很好，一下子就抓住了拉斯克的关注，两人的友谊从此开始了。为了说服坎特尔卖出他的干扰素，古特曼四处打听，得知他为了一个演讲要经过斯德哥尔摩的 Arlanda 机场，古特曼立马打飞的到机场去拦堵坎特尔。功夫不负有心人，坎特尔同意以对折的价钱将干扰素卖给古特曼用于实验。

拉斯克热衷于让古特曼对乳腺癌患者进行干扰素测试，因为她的一位密友患有此病，而且已经无计可施了。古特曼的第一位患者曾说，因为乳腺癌的缘故，她无法抬起手臂梳理头发。1978 年 2 月 12 日，这位患者在接受了 300 万单位干扰素治疗后，古特曼查房的时候，看到她自如地梳着长长的灰发，症状明显有了改善。在第一次测试中共有9名妇女，都是经过各种治疗没有进展才被选中的，经过实验治疗之后，其中有5名患者的肿瘤有部分消退的迹象。

　　她的实验陆陆续续在出结果，10例骨髓瘤（骨髓瘤是由骨髓中的免疫细胞引起的癌症）患者中的6例、11例淋巴瘤（一种影响淋巴系统的癌症）患者中的6例，在干扰素的作用下症状得到了改善。其他科学家也报告了类似的好消息，虽然只是少数患者中的好消息。发热、寒战和疲劳这样的副作用是常见的，但与其他癌症药物相比较，副作用还是少一些。1978年8月，美国癌症协会（American Cancer Society）拿出了当时最大的奖项200万美元给了古特曼，用于继续测试干扰素。1979年7月，《生活》杂志宣布，干扰素几乎可以称得上是一种新的神奇药物。

　　事实上，由于世界上几乎所有的干扰素仍然来自芬兰的坎特尔先生的手上，没有足够的干扰素来进行适当的临床试验，因此，早期的干扰素检测并没有得到严格的控制。其他人发现很难复制坎特尔在分离干扰素方面的成功，因为他的方法充满了经过数百次试验和优化错误的小技巧。坎特尔从未就提炼方法申请过专利，他不想获得任何个人利润，原因之一是他认为自己获得更多经济利益是不合适的，因为他的研究是由公共资金支付的。但他知道一些小技巧，例如，使用特定的圆形瓶子会提高干扰素的产量。很难让其他人相信这样的细微差别是至关重要的，除非亲自去经历失败。

　　1978 年 3 月，坎特尔接到一个陌生电话，是苏黎世大学查尔斯·韦斯曼（Charles Weissmann）打来的，自此，干扰素的量产成为了现实。那个年代，基因工程的革命正在酝酿中，生物技术产业正在扩张。总部位于旧金山的基因泰克（Genentech）公司刚刚证明，人类基因可以插入到细菌中，这些转基因细菌将产生由该基因编码的人类蛋白质。这是因为制造细胞内蛋白质的化学机制在细菌中和在我们体内基本上是一样的：细菌对待插入的人类基因就像对待任何其他基因一样产生基因编码的蛋白质。1982 年，基因泰克公司搞出一个大动作，FDA 批准出售的第一种基因工程药物，人类胰岛素。我们回到 1978 年的那个电话，韦斯曼在电话中谈到基因工程革命，以及他计划如何分离干扰素基因，并利用它大量生产蛋白质。听到这个计划，坎特尔的第一反应是听到了天方夜谭，或者说是科幻小说的内容。起初，坎特尔对与韦斯曼合作持谨慎态度，但两天后，韦斯曼把他请到赫尔辛基，和他面谈，谈的具体是什么没人知道，不过，结局是他完全被韦斯曼说服了。

韦斯曼解释说，当坎特尔人工诱导白细胞生成大量干扰素时，肯定会涉及一个增加干扰素基因活性的过程，可以用来分离该基因。当细胞生成如干扰素一样的蛋白质分子时，它不是直接由其基因产生的。首先，将该蛋白质的基因复制成 RNA，其化学成分与基因自身的 DNA 非常相似。该基因的 RNA 版本通常被修剪或修饰（最终版本被称为信使 RNA 或 mRNA），然后用细胞核作为模板制造蛋白质。如果需要大量的特定蛋白，细胞就会大量拷贝相应的 RNA 模板。这就是韦斯曼的团队用来分离干扰素基因的真相。他们首先用坎特尔的方法处理白细胞，然后从中分离出信使 RNA，因为知道该 RNA 中的大部分将是干扰素（另一些是用于细胞生成其他蛋白质）。然后，为了分离出专门用于干扰素的 RNA，韦斯曼的团队将不同的 RNA 注入青蛙卵中，选出那些产生干扰素的 RNA。然后，研究小组用酶将 RNA 模板转换回 DNA，最终得到干扰素基因。随后，将基因插入细菌中以大量生产干扰素蛋白。在生物技术的前沿，这些步骤中的每一步都是艰难的，而且需要长时间的观察，以随时调整实验方法。为此，韦斯曼只能以办公室为家，日夜守候。

作为一名学术企业家和生物技术公司渤健（Biogen）的联合创始人，韦斯曼领导了这项工作。起初，坎特尔没有意识到他与韦斯曼的合作是商业合作的一部分。但回顾过去，他说，不管是否知道，他可能都会继续合作下去。事实上，坎特尔所不知道的，各种金融交易都在科学技术这个平台下面悄悄地进行中。在渤健公司濒临破产之际，美国先灵葆雅制药公司(Schering-plough)斥资800万美元收购了其部分股权。800万美元似乎是一笔好买卖，因为渤健公司在1980年1月16日的新闻发布会上宣布，他们已经从转基因细菌中生产出了干扰素，因此先灵葆雅公司的股价上涨了20%。

当科学技术激发了股票市场，与经济活动产生了联动，牵一发而动全身，事情变得复杂了。1982年的美国临床肿瘤学会（American Society of Clinical Oncology）会议上，宣告只有一小部分被治疗的患者出现了肿瘤缩小。这一次，干扰素让与会代表们感到失望了。许多药物在少数患者身上充满希望，但是，更仔细地测试或者用在更多人身上时却有可能失败。或许，部分原因可能是因为最初接受测试的少数人得到了特别好的照顾，或者在不知情地被选中，这样他们的表现就好于平均水平。1982年11月，干扰素的另一个问题出现了：干扰素的副作用出现了，在巴黎用干扰素治疗的4例患者均

107

死于心脏病发作。

到了 1984 年，大家达成了共识，干扰素并不能以简单粗暴的方式治愈癌症，各种癌症的治疗效果也各不相同。1984年，干扰素被批准用于某一特定类型的白血病，但干扰素用于大多数癌症的效果，都是部分的或不持久的。同样清楚的是，并不只存在一种干扰素。在日本癌症研究所工作的谷口维绍〔Tadatsugu（tada）Taniguchi〕从皮肤细胞中分离出一个干扰素基因，这与韦斯曼从免疫细胞中分离出的基因不同。另外一些不同的干扰素研究小组发现，干扰素不是唯一能够影响免疫细胞的蛋白质分子。从 1976 年开始，一系列国际研讨会开始对不同实验室发现的这类蛋白质分子进行分类。第一次会议在美国贝塞斯达举行，第二次会议于 1979 年在瑞士埃尔马廷根举行。起初，这是免疫学不被人注意的角落，主流思潮关注的是如何触发特定的免疫反应，但随着时间的推移，这些研讨会中产生了不少新思想和新火花。

每个人的存在都有其价值所在，而身后是否留下了新知识才是衡量科学家存在意义的一个重要标准。林登曼于 2015年去世，其寿命几乎是艾萨克斯的两倍，但对于他们俩而言，生命的长短已经不重要了。重要的是他们俩一生中短暂的交集，那一年他们共同发现了干扰素，这才是他们为后人留下的最大财富，为后续研究者提供了巨大的研究空间。有一个作家玛格丽特·阿特伍德（Margaret Atwood）曾经写道："最终，我们都会变成故事的一部分。"而林登曼和艾萨克斯这两位科学英雄，他们成为了这个故事的开始。

最终，干扰素的存在打开了一扇窗子，让我们看到了由人体中一大群可溶性蛋白质组成的世界，它们在身体中有着相同的目的：在细胞和组织之间沟通和联络，起着协调免疫系统的作用。我们现在知道，有超过一百种不同的蛋白质（比如干扰素），而其中一些蛋白质已经在成千上万的实验室中进行了研究，而其他一些新的蛋白质则在最近才被发现。我们统称它们为细胞因子，它们是免疫系统的激素。我们的免疫细胞沐浴在多种细胞因子中，一些将免疫系统打开，另一些则将其关闭，许多细胞因子将免疫系统的活性向上或向下推。它们的目的是塑造免疫反应以适应各种问题，比如说病毒或细菌感染，并将免疫系统连接到其他身体系统。它们的作用是极其复杂的，身体中还存在着调节细胞因子的细胞因子，但正如我们现在所看到的那样，在人体中的工作或其对新药物的潜力方面，很难夸大它们的重要性。

完美治愈
——激发自身免疫力

人类细胞都能被微生物入侵，这往往是有害的：许多病毒（如流感或小儿麻痹症病毒）一旦繁殖，就会杀死它们的宿主细胞（通常发生在它们离开宿主细胞去感染另一个细胞的时候）。其他病毒，如乙型肝炎，虽然可以和宿主细胞共存，但通过扰乱细胞的正常化学反应而造成破坏；并且，少数类型的病毒会导致细胞有癌变倾向。为了应对这个问题，几乎所有的人类细胞都可以通过模式识别受体来检测病菌的蛛丝马迹，感知到它们的入侵。正如我们所看到的，某些类型的模式识别受体，通过锁定不属于人体（例如病毒或细菌的外涂层）的分子形状而检测到病菌。而其他模式识别受体之所以检测到病菌的存在，是因为它们锁定到了那些并不是外来微生物的分子上，例如DNA，只是因为这些分子待的地方不对，从而暴露了它们是入侵病菌的一部分。树突状细胞具有大量不同的模式识别受体，这使得它们特别擅长检测不同种类的入侵细菌，但体内几乎所有的细胞都有某种类型的模式识别受体。当任何细胞的模式识别受体锁定在病菌的标志上，这会触发细胞开始产生干扰素。以这种方式，在感染病毒的情况下，几乎任何类型的人类细胞都能被诱导产生干扰素。

干扰素将受感染的细胞，甚至附近的其他细胞一起转变成防御模式。它通过打开一组适当的基因来做到这一点，这组基因被称为干扰素刺激基因。这些基因的产生有助于阻止细菌和其他病菌的蛋白质，并且在对付病毒方面特别有效：它们可以阻止病毒进入附近的细胞，阻止已经存在于细胞内的病毒进入细胞核（病毒进行自我复制的地方），并防止病毒侵占细胞并制造新的病毒复制所需的蛋白质。有一种蛋白质叫作 Tetherin，它是由干扰素刺激基因生成的一种蛋白质，它在病毒试图离开一个细胞去感染另一个细胞的时候，可以抓住艾滋病病毒来阻止疾病在体内的传播。

在某些病毒感染的情况下，我们的先天免疫反应足以控制住感染，但通常这只会抑制感染几天；直到我们的 T 细胞和 B 细胞诱导的适应性免疫反应出现，才足以完全消除感染，并提供持久的免疫。干扰素刺激的反应通常不能消除感染，其中一个原因是病毒和其他类型的病菌抵消了它的影响。例如，HIV 病毒可以破坏 Tetherin 蛋白，使病毒能够自由地走动，离开一个细胞而去感染另一个细胞。这显示出干扰素是多么重要，构成流感病毒的十个基因中就有一个致力于对抗干扰素的影响，换句话说，占全部基因的 10%。我们人类曾经有过一个奇幻的想法，星相会影响我们的健康，但事实更令人难以置信：我们的身体里面存在着一场永恒的、与微小病菌之间的军备竞赛，我们被困在了里面，直到生命的最后一刻。

我们都以同样的方式应对病菌的入侵，但仅仅是第一次的反应是近似的，最终的表现就因人而异了。其中一个理由，我们有些人会因为干扰素应答基因的变异，而患上特别严重的流感。例如，在400个欧洲人中，约有1人具有一种失效的 IFITM 3 干扰素刺激基因。通常，从 IFITM 3 基因产生的蛋白质会干扰流感病毒进入细胞的方式，尽管目前还不十分清楚这个原理。我们知道动物使用同样的基因，经过科学家特定修饰导致小鼠缺乏该基因的情况下，该小鼠更易罹患流感；同样的，具有这种失效版本 IFITM 3 基因的人类，确实缺乏对抗病毒的免疫系统的防御能力。2012 年，科学家进一步发现，在流感住院患者中，很多人都有这种失效版本的 IFITM 3 基因；而重症监护室的流感患者当中，具有这种缺陷基因的人数更是高达 17 倍之多。干扰素刺激基因的变异在日本人和中国人中也特别普遍，因此，日本人和中国人罹患流感的风险较高，但这仍有待验证。

然而，作为免疫反应组成的一部分，大多数具有功能失调 IFITM 3 基因的人，在抵抗流感病毒感染上是没有问题的。

事实上，在其他疾病中，比如由免疫反应导致的疾病，缺乏功能性 IFITM 3 基因甚至可能是有益的。这种遗传变异在日本人和中国人中如此普遍，这一事实可能表明，在世界上这个地区，存在着一些更常见的情况，这种变异带来了优势。

虽然科学家们对于这种现象有点懵，但至少有两种不同的方法我们可以利用。第一种方法，我们可以根据基因的组成来优先、有针对性地进行流感疫苗接种，目标是那些易感人群。说归说，我们现在并没有常规地去筛选基因，虽然可以提高流感基因分析能力，但与无差别地向每个人提供疫苗相比，前者明显是有点劳民伤财。但在可预见的未来，当基因分析变得简便易行的时候，这就真有可能变成现实了。伦敦帝国理工学院流感研究负责人彼得·奥普肖认为，针对中国或日本血统的人群，筛查 IFITM 3 基因变异情况可能特别有用。

第二种方法，在一场意外的流感大流行中，也许可以用一种不需要疫苗解决流感的方法——增强人体的干扰素反应。这已被证明在小鼠细胞中起了作用：通过抑制一种酶，这种酶通常有限制干扰素应答基因 IFITM 3 的作用，从而增加 IFITM 3 所产生蛋白质的数量，这反过来又增加了小鼠细胞对流感病毒的防御能力。这个想法在小鼠身上没问题，但在人类身上还没有进行临床实验，因为我们还不知道如何提高人类的 IFITM 3 蛋白，这里需要进一步的探索未知。

虽然干扰素从来没有达到治愈癌症的早期宣传效果，但它在治疗黑色素瘤和某些类型的白血病方面很有用，通常每周注射几次。目前仍有100多个临床试验在检测干扰素对一系列癌症的作用。干扰素没有达到预期效果的主要原因是它不能直接阻止癌细胞。我们现在知道，干扰素帮助战胜癌症的绝大多数方法，就是通过刺激我们的免疫系统。问题是，对于我们的免疫系统来说，癌症细胞很难被检测到，毕竟，癌症是自体细胞出了问题，而不像外来的病菌那么容易被发现。因此，干扰素促进的免疫反应是有限的。

人体不同的细胞可以产生至少17种干扰素，其中大多数细胞都可以生成林登曼和艾萨克斯发现的那种可以控制感染的干扰素，如今我们称之为 α- 干扰素。现在，α- 干扰素已成为治疗乙肝、丙肝的方法之一。其他形式的干扰素更为特殊：例如，干扰素 γ 主要由某些类型的白细胞产生，目的是放大正在进行的免疫反应。每一种干扰素启动的基因都被记录在一个不断扩充的在线数据库中。在干扰素之后发现的许多其他细胞因子被称为白细胞介素（interleukin），因其在白细胞（leukocyte，白细胞的正式名字）之间（inter-）起作用的蛋白质而得名。每种白细胞介素缩写为 IL，并且都有一个编号，IL-1，IL-2，IL-3，以此类推到 IL-37。与干扰素类似，其中一些细胞因子的版本也略有不同（例如，IL-1 有 α 和 β 形式），有些不同编号的细胞因子有共同的特征，因此有一个包括 IL-18 和 IL-33 的 IL-1 家族。所有这些细胞因子在体内的作用都是令人啧啧称奇的。

每种细胞都有很多特定的作用，这里我们先举一个例子：IL-1 作用在中性粒细胞上，这是血液中最丰富的免疫细胞。中性粒细胞可以在几分钟内就会被召唤到伤口上，吞没病菌并直接消灭它们；它还有一个特别奇妙的功能，就像蜘蛛侠一样，发射出一个由 DNA 和蛋白质组成的黏性网络，专门捕捉正在移动的病菌。这些网里面含有抗菌药物，专门杀灭捕获来的细菌。想象一下，一个微观世界里面的蜘蛛侠，到处惩奸除恶，多么奇妙。中性粒细胞的寿命很短，在血液中只有一天左右，但在感染的部位，戏剧性的是，IL-1 可以大大增加它们的寿命，这样它们就可以战斗、喷出毒网和杀死病菌长达五天之久。

第二个例子是，IL-2 对其他白细胞有显著影响，比如自然杀伤细胞，一种特别擅长杀死癌细胞和某些被病毒感染的白细胞（在我的第一本书《你为什么与众不同——相容性基因》中详细介绍了这些白细胞）。在我自己的实验室里，我们将自然杀伤细胞从血液中分离出来，添加 IL-2，在显微镜下观察培养皿中的它们，就能很容易地看到 IL-2 的作用；自然杀伤细胞从球体拉长成 y 形，从不活跃的状态变为在培养皿中爬行，细胞的前端在盘子的表面上向前推进，推动细胞向前移动，探测到患病细胞，然后攻击它。如果一个自然杀伤细胞遇到一个患病的细胞、一个癌细胞或一个被病毒感染的细胞，它就会抓住它，压扁它，并在几分钟内杀死它，直到病变细胞变成显微镜下一团冒泡的碎片。随后，自然杀伤细胞从病变细胞尸体碎片中脱身，接着寻找下一个攻击的对象。

能够关闭免疫反应的细胞因子是 IL-10，它于 1989 年被发现，1990 年被分离出来，此后被数千名科学家研究至今。科学家们现在明白一点，这种细胞因子有助于保护身体免受不必要的免疫反应的伤害。当感染被消除，IL-10 可以抑制炎症，同时发出身体开始愈合、受损组织开始修复的信号。IL-10 在我们的肠道中也很重要，它使免疫细胞处于相对惰性的状态，以防止对无害细菌产生不必要的反应。科学家们发现，基因修饰为缺乏 IL-10 的小鼠易罹患炎症性肠病。在人类中，反应过度的肠道免疫系统可能导致克罗恩病和溃疡性结肠炎，在英国有 30 多万人受到这些疾病的影响。

我们对细胞因子的了解引出了一个很棒的点子：操纵它们在体内的水平，以促进免疫系统对抗感染或癌症，或调低免疫反应的活跃度，不失为治疗自身免疫性疾病的一种治疗方法。正如我们所看到的，用干扰素增强免疫系统已经取得了一定的成功；但是，我们还有更多的选择，我们还可以尝试其他细胞因子去影响免疫反应。有些人认为，史蒂文·罗森伯格（Steven A. Rosenberg）是促进人体对癌症免疫反应的先驱者。

1974 年 7 月 1 日，史蒂文·罗森伯格正值 33 岁，他成了美国贝塞斯达国家癌症研究所的外科主任，管理着近 100 名工作人员和数百万美元的年度预算。从那时起，他就一直待在那里，与他人合著了 800 多篇科学论文，因为他觉得这是"做坚实的基础科学并应用到病床边——从理论到实践的最好地方"。在一本精彩的图书《躁动的血液》（*A Commotion in the Blood*）中，科学作家斯蒂芬·霍尔描绘了免疫疗法的先驱者罗森伯格，称他"非常自信"。"对一些人而言，"霍尔说，"他可能走得太快、太远；而对另外一些人来说，这是一个牺牲太多小鼠来拯救太少人生命的研究领域，而罗森伯格只不过恰好是个合适的人选罢了。"罗森伯格在谈到自己时，很客观地说："我知道自己是个过于专注的人，也许，这让我看起来是如此地冷酷无情。"他很珍惜自己的时间，甚至可以说是吝啬："我很少参加大型会议，如果非去不可，那也就是做个报告，旋即离开。"

他致力于一点——我要治愈癌症，以及每一个曾经患过癌症的人。这个信念来自1968年，他在外科培训时遇到的一个患者。12年前，这个患者切除了一个巨大的肿瘤，但他身上同时发现了还有其他无法切除的肿瘤。患者被告知没有什么可做的了，只能被送回家等死。然而，没想到的是，十几年后，他不但活着，还跑到研究所和罗森伯格聊起了往事。罗森伯格本可以轻率地认为当年是个误诊，错把良性当成了恶性肿瘤；但他调查了记录，仔细检查了患者，并在医院仓库里翻出当年的旧显微镜切片，一张张仔细检查了一番；最后得出结论，当年癌症的诊断没有错。而这个人确实有几个大恶性肿瘤，这么多年没有任何治疗，却奇迹般地康复了，这也是事实。众所周知，转移癌的自发消退是医学界所知的最罕见的事件之一。那么，这个患者身上发生了什么？罗森伯格后来写道："科学想要顺利发展，很重要的因素之一就是不断地提出疑问，而提出问题、解决问题的能力才是最最重要的一面。"

他推断，这必须是、也只能是因为这个患者的免疫系统起了作用。于是，他开始初次尝试治疗癌症，从这个奇迹生还的患者身上取了血，然后注射给一位患有胃癌、身体各方面功能渐渐衰竭的老兵，看看它能否有帮助。这位老兵开玩笑说，他一生都在枪林弹雨中度过，看看这次是不是"挨一枪"就好了。可惜实验没有成功，这个老兵在两个月后就去世了。罗森伯格自己后来也承认，这个想法很傻很天真。方法虽然简单到让人尴尬，但他还是忍不住冒险一试。

接下来，罗森伯格尝试了各种不同的实验疗法。一种方法是基于细胞因子 IL-2 可以刺激人类免疫细胞增殖的理论，将免疫细胞从患者的血液中分离出来，在实验室中培养，以增加它们的数量，然后将它们注射回患者的血液中。培养免疫细胞的精确条件必须经过反复试验和纠正各种错误才能确定，即使是在今天，培养人类细胞也是一项匠心独具的手艺活，就像科学一样复杂。即使注射大量的免疫细胞回患者体内，大多数都处于失活状态，更谈不上保留杀死肿瘤细胞的能力了。罗森伯格雄心勃勃，但未知因素太多，风险太大，以至于大多数科学家不认可他。但不管有多少假如和但是在前面，罗森伯格很执着，他始终坚信，万一成功了，治愈癌症就真的可以变成现实了。

罗森伯格正式开始临床实验性治疗，遗憾的是，66名患者都倒在了治疗结束之前。1984年，他的第67个患者琳达·泰勒走进了他的诊室。泰勒是一名33岁的海军军官，她患有转移性黑色素瘤，这是一种侵袭皮肤和其他器官的癌症。两年前，她在一颗痣出现气泡后被诊断出患有转移性黑色素瘤，通过治疗，她又平安过了17个月。她曾经尝试过一种实验性的干扰素，但它并没有起作用。厌倦了各种无效的治疗，她认为只有去欧洲旅行才是最后和最好的安排。但她的家人敦促她不要放弃，到罗森伯格那里试一试，看看他有没有办法。

罗森伯格给她注射了她自己的白细胞和几种高剂量的细胞因子IL-2。泰勒每天接受注射三次细胞因子IL-2，两到三天注射一次免疫细胞。治疗过程很辛苦，泰勒经常呕吐，身体虚弱，呼吸困难；甚至有一次她停止了呼吸，脉搏骤降到每分钟20次，紧急复苏后才存活下来。罗森伯格将泰勒所能承受的范围推至了极限，因为他决心要弄清楚他的实验治疗是否有一线希望。在 66 次失败之后，他知道如果他看不到任何成功的迹象，他的努力就会很快结束。于是，他给泰勒的剂量远远超过以前给任何人的剂量。

两个月后，泰勒告诉罗森伯格，她感到体内的肿瘤正在消失。检查之后证明，她的感觉是对的。她的肿瘤已经死亡，死掉的肿瘤细胞正在被她的身体清除掉。不过，每个人都认为她的肿瘤可能会复发。很遗憾，她体内的肿瘤没有复发，罗森伯格真的治愈了泰勒的癌症。

人类与癌症之间的宿怨由来已久，一直是大众关注的热点所在。这个治愈癌症的故事是如此地引人注目，随即出现在全球各地的报纸上面。罗森伯格很明智地采取了谨慎的态度，低调地对《纽约时报》说："这是很有希望的第一步。"在他的自传中，罗森伯格形容当时的感觉是"满足感，既不是胜利感也不是证明了自己的感觉……满足感指的是内心深处的某种东西，一种充实，一种平和，一种比胜利更深的满足"。30 年后，为了一部电视纪录片的拍摄，泰勒再次见到了罗森伯格，他们激动地拥抱在一起，她说："只有看到你，我才会哭泣。"

完美治愈
——激发自身免疫力

　　大量的临床试验表明，细胞因子 IL-2 才是罗森伯格治疗方案中的重要成分，而不是免疫细胞。唉，遗憾的是，细胞因子 IL-2 也并不是一种神奇的药物。在罗森伯格成功治疗泰勒不到一年后，另一位接受高剂量 IL-2 治疗的患者却死亡了。这个患者的肝脏里有 20 个肿瘤，而且只有几个月的存活期，但正是罗森伯格的实验性临床治疗杀死了他。注射入体内的细胞因子 IL-2 妨碍了他身体对病菌感染的正常免疫反应，并导致液体几乎充满了他的肺部。罗森伯格后来形容道，那段时间可以称得上是"至暗时刻"。不过，患者的母亲并没有责怪罗森伯格，而是给他写了一封关于她儿子生活的信件。作为一个犹太人，这一举动让罗森伯格想起了他从大屠杀中学到的东西："那些在大屠杀中受苦的人最怕被人遗忘。"

　　细胞因子 IL-2 似乎为患者带来的既有可能是巨大的成功，也可能是悲剧，而罗森伯格和其他人都无法预测会是哪一种。各种大大小小的临床试验，都证明细胞因子 IL-2 是治疗黑色素瘤或晚期肾癌的最佳方法，这类癌症患者的总有效率因不同研究而不同，但为 5%~20%；而这其中有一小部分人的体内已经没有癌症的痕迹了，他们是真正被治愈了。

　　我们尚不清楚为什么细胞因子 IL-2 只对某些类型的癌症

有效。也许是因为泰勒罹患的黑色素瘤，比大多数其他癌症有更多的基因突变；因此，黑色素瘤细胞与健康细胞明显不同，这使得它们相对容易被免疫系统发现并对其做出反应。为什么有些患者对 IL-2 治疗反应良好，而另一些患者则没有效果，遗憾的是，目前仍然不清楚其作用机制。也许存在这种可能，在已经对肿瘤有一定程度免疫反应的人群中，因为这种治疗可以提高他们已有的免疫反应，所以才能起到最好的作用。

　　总之，从林登曼、艾萨克斯、古特曼到罗森伯格，这群开拓者发现了细胞因子的存在，继而挖掘出它的威力所在。他们开辟出了一个宏伟的科学领域——癌症免疫疗法，发展到现在，已有数百个分支，每个分支都在研究一种不同的方法来增强我们对癌症的免疫反应。基于我们对细胞因子的认识，现在我们将转向一场完全不同的癌症治疗革命浪潮，不是对抗癌症，而是为了治疗自身免疫性疾病，不是提高免疫力，而是阻止免疫反应的发生——这标志着，人类进入抗细胞因子时代。

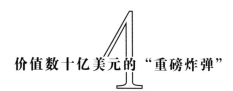

价值数十亿美元的"重磅炸弹"

科学家们的灵光一闪，常常会有救人无数的新药出现，马克·费尔德曼爵士就是个有想法的科学家。他于 1944 年 12 月出生在波兰，战争一结束，他的家人立即搬到了法国，费尔德曼 8 岁时，全家又搬到了澳大利亚。他父亲除了白天工作，晚上还兼职做会计工作到深夜，费尔德曼从他父亲身上体会到了移民努力成功的干劲，也学会了基本的职业道德。在墨尔本医学院学习时，费尔德曼对死记硬背的人体解剖感到厌烦，但却对科学论文中发现的不确定和新奇想法产生了浓厚的兴趣。他在澳大利亚沃尔特和伊莱扎霍尔学院（Walter And Eliza Hall Institute）攻读博士学位时，在咖啡香气和摇滚音乐的熏陶中，他迈出了真正的第一步，走向了他做出巨大贡献的免疫学征程，最终为数百万人提供了减轻痛苦的机会，并催生了如今价值数十亿美元的产业。

免疫系统的研究，一开始是不尽如人意的。最近已经证实，免疫反应涉及许多不同的细胞，比如，斯坦曼发现树突状细胞；而且，从显微镜下看，费尔德曼可以看到免疫细胞是动态的，并且在移动。他认为，科学家将免疫细胞孤立出来所做的研究似乎过于简单化，与体内的实际情况相去甚远。"在一种精确和单一的情况下产生的概念，是很难推断出复杂和非还原主义的现实。"他后来写道。当然，所有的科学实验在某种程度上都是还原主义的，如果不在某种程度上孤立我们希望研究的某个整体的一部分，我们就不可能从它们的实验结果中得出结论。但费尔德曼的观点是，他想知道体内发生了什么，纵观整个免疫系统发生了什么，而不仅仅是单个免疫细胞内部发生了什么。他的思想转向了不同免疫细胞之间的沟通方法，以及免疫细胞是如何协同作用的。

为了研究这一点，他制作了一个烧瓶，里面有两个玻璃管，一个套一个，在两个管的末端具有多孔膜，并用培养液填充烧瓶。培养液可以自由地流过膜，但是较大的颗粒（例如细胞）不能。在这种情况下，他可以将不同类型的免疫细胞置于内管和外管中，并将它们分开，同时让它们沐浴在相同的培养液中。他制作了多个这种烧瓶，与没有分离管的免疫细胞（免疫细胞自由地互相围绕和游动，并互相作用）比较，他可以评估哪种免疫反应需要免疫细胞直接接触，评估哪些免疫反应可以由免疫细胞分泌物触发。还有很多科学家也正在全球进行类似的实验，尽管他们几乎不了解具体液体中的什么，但他们本质上都是研究细胞因子的作用。2016年，我问费尔德曼他从这些早期实验中学到了什么，他笑嘻嘻地回答道："我们发现……生活是如此复杂。"

1976年，大约40名科学家聚集在美国国家卫生研究院附近的一家酒店，召开了第一次有关细胞因子的研讨会，旨在为细胞因子的作用建立一个连贯一致的画面，而费尔德曼是这次会议的创始人之一。一开始这是一项几乎毫无希望的工作，因为没有办法分离不同的细胞因子，因此无法确定对每一种免疫细胞的不同影响是否是由其中一种或几种引起的。只有在细胞因子基因被分离出来、单独产生不同的细胞因子蛋白之后，才能系统地研究每种细胞的作用。这表明每种细胞因子都有多种不同的活性，这是一个有争议的想法，因为当时人们普遍认为，体内的每一种蛋白质只起一种作用，只做一件事。许多用来命名细胞因子的缩略词不得不被放弃，原来，其中有几种适用于同一分子。最终，有了正确剖析细胞因子世界的工具，点燃了科学家们的热情，迎来了一场免疫学的"淘金热"，不少科学家卷入了这个巨大的名利场之中。

在1984年10月的第四次细胞因子研讨会上，科学所谓的道德纯洁受到了打击。在阿尔卑斯山脉的一个度假村，来自马萨诸塞州理工学院（MIT）的查尔斯·迪纳里洛实验室的菲利普宣布，他的团队已经分离出了一种名为细胞因子IL-1的基因。一位在观众席中的科学家清楚地记得当时的兴奋劲，另一个人也回忆说，那是"研讨会的沸腾时刻"。在欧龙的演讲开始时，作为他同意出示数据的一个条件，会议主席宣布禁止拍摄。欧龙在屏幕上闪现了IL-1的基因序列，并作了简要说明。演讲结束之后，突然有人冲向观众席的麦克风，大声喊道："这不是IL-1。"

质问者是克里斯托弗·亨尼，就职于西雅图的弗雷德·哈钦森癌症研究中心。1981年，快40岁的他与同事史蒂文·吉利斯共同创立了总部位于西雅图的英姆纳克斯（Immunex）生物技术公司。亨尼说："25年前，有些男人会烫头发，在脖子上戴上金链，然后去追女孩，而我做了这辈子再也不会做的事情，我决定成立一家公司。"会议上，亨尼宣布他的公司分离出的才是 IL-1 的基因，而刚刚欧龙显示的并不是。当即，欧龙要求亨尼展示出他认为正确的 IL-1 基因，但亨尼拒绝了。

　　不久后发布的、针对这一次研讨会的摘要中指出，"这种粗鲁令人惊讶……尤其是发生在拥有长期而杰出的大学科研背景的亨尼身上"。不久之后，英姆纳克斯公司在《自然》杂志上公布了两种形式的 IL-1 基因、alpha 和 beta 的序列，其中一个实际上与麻省理工学院的研究人员在研讨会上发现和公布的基因完全相同。麻省理工学院的团队在《自然》杂志上发表了一封信，指出亨尼证明了他们是正确的，而且亨尼没有理由在细胞因子研讨会上这么愤怒。但事情远远不是自尊心受损这么简单，正在与麻省理工学院的团队合作的一家名为赛斯特恩（Cistron）的小型生物技术公司，他们和英姆纳克斯公司都提出了关于 IL-1 基因的专利申请。继续深挖一下，究竟是谁发现的、又怎么解决专利纠纷的，你会明白，这并不是一个正常的科学之争。

　　赛斯特恩公司声称英姆纳克斯公司存在作弊行为。他们声称，他们发布的文章被麻省理工学院团队送去给同行评审时，在这一保密过程中，英姆纳克斯公司联合创始人吉利斯窃取了关于 IL-1 基因之一的信息。随后，《自然》杂志社根据收到的同行评审而拒绝了这篇论文。至关重要的证据出现了，英姆纳克斯公司提交的专利申请中关于基因序列的内容，出现了和麻省理工学院论文草稿中一模一样的错误，这几乎是不可能的事情。赛斯特恩公司声称，这一事实证明，英姆纳克斯公司完全照抄了赛斯特恩公司送审的内容，去申请了 IL-1 专利。而英姆纳克斯公司反击称，这不过是一个简单的文书错误。他们的律师甚至找到了一个已有的案例，试图证明，在科学论文的同行评审过程中，并没有硬性规定要保密。

这桩官司打了近 12 年，最后，以英姆纳克斯公司支付 2100 万美元给赛斯特恩公司才结束。据报道，亨尼和吉利斯个人也支付了一部分。官司结束之时，赛斯特恩公司已经破产，因为大剂量的 IL-1 被证明是有毒的，其专利的价值也已经大大缩水。而英姆纳克斯公司在打官司的 12 年内，没有间断研究工作，他们已经发现并研究了一长串在免疫系统中很重要的基因；2002 年，他们被另一家安进（Amgen）生物技术公司以 160 亿美元收购，亨尼和吉利斯则继续担任其他几家生物技术公司的董事。

完美治愈
——激发自身免疫力

我们回到阿尔卑斯山脉度假村这场混战的前一年。当时，英姆纳克斯公司和麻省理工学院迪纳雷洛的实验团队正在竞相分离细胞因子基因，而费尔德曼正在西班牙布拉瓦海岸，一座15世纪城堡废墟上的一个小镇上度假。这段远离喧嚣的日子，让他顿悟了一些道理。他后来写道："假期，不仅提供了一个与大自然、家人和朋友共处的机会，还提供了创造性和战略性思考的时间。"就像有人在浴缸里面会才思泉涌一样，费尔德曼在休假期间也迸发出了新思路和新创意，比如关于自身免疫性疾病起源的思考，他将其发表在《柳叶刀》（*Lancet*）上。

有一天，他陷入了沉思：免疫细胞是否会通过细胞因子的分泌而相互激活，是否会让激活成为自我延续和自保，并形成一个恶性循环，过度刺激免疫系统而反噬自己的身体。这是一个强有力的新想法，尽管他几乎没有证据。他回忆说，尽管他几乎没有证据证明这是真的，所谓初生牛犊不怕虎，他还是勇敢地说出了自己的大胆假设。而今天，如果没有大量的支持性数据，尤其是在像《柳叶刀》这样有声望的杂志上，发表这样的观点几乎是不可能的。但对于生物科学来说，那是一个不同的时代：为数不多的生物学家，有关期刊版面的竞争也不激烈，编辑们可能比现在更愿意接受还处在只是

"想法"的论文。无论如何，即使在证据缺席的情况下，思想也可以推动我们向前走。至少从医学角度来看，费尔德曼的观点最重要的含义是：通过阻断细胞因子，就可能阻止免疫细胞相互驱动和激活，从而预防自身免疫性疾病。

费尔德曼决定将注意力集中在自身免疫性疾病上，特别是类风湿关节炎，这是一种长期的关节炎症，它会导致疼痛、僵硬，甚至残疾。发病率大约是每100人中就有一人受到影响。我们尚不清楚这个病是怎么开始的，不同的人可能会有不同的症状，但症状的产生是因为免疫细胞在关节中逐渐积累，最终会导致软骨和骨骼的破坏。也有一小部分类风湿关节炎会在家族中分布，研究显示人类46个基因与这种疾病有关。但如果一个类风湿关节炎患者有一个同卵双胞胎兄弟姐妹（他们拥有完全相同的基因），那么他的孪生兄弟姐妹患上这种疾病的概率仍然只有五分之一。这是因为还有许多非遗传因素在影响着发病率，虽然我们并不太清楚其机制。例如，在一项研究中，大量饮用咖啡（在一项研究中定义为每天喝四杯或更多咖啡）与患病风险略有增加有关。然而，这种联系并不完全清楚，因为不同的研究得出了不同的结论。即使这种现象是真实存在的，也很难弄清楚这是大量饮用咖啡的直接影响，还是多喝咖啡仅仅是其他原因的象征。在费尔德曼决定研究类风湿关节炎的时候，专家们的感觉是，这是一种非常复杂的疾病，涉及诸多因素，所以也没有简单的治疗方法可以解决，当然就更不可能存在一种只针对某一特定分子就可以治愈该病的神药了。

博士毕业后，费尔德曼搬到了伦敦，部分原因是"研究资金比澳大利亚多"。在这里，临床医生拉文德"小"梅尼爵士帮助费尔德曼专注于类风湿关节炎的研究。梅尼于1937年出生于印度卢迪亚纳，1942年搬到乌干达，在那里他的父亲成为英国驻乌干达政府的一名官员，然后在1955年搬去了英国。梅尼作为一名思想开放的临床医生，被推荐到费尔德曼跟前。他们第一次通电话的两天后，梅尼来到了费尔德曼位于伦敦的办公室，从此开启了一段他们之间长久的友谊。梅尼回忆道："这是一次思想火花的碰撞和交融。"尽管成功的合作不一定非要多么融洽的关系，但是，费尔德曼认为友谊带来的信任是必不可少的。他们俩具有不同的经历和背景，费尔德曼更出色的是作为一个免疫学家的经历，而梅尼则拥有相关的临床专业知识；但同时，他们又有很多的共同之处，可以在学术上畅通无阻地进行交流。没人可以强压谁一头，他们俩的能力是互补的，正如梅尼所说：他们是一个联合体的两部分。

研究方向的选择也很重要，选择类风湿关节炎而不是其他自身免疫性疾病，是因为与类风湿关节炎相关的人体组织便于学习和研究。梅尼可以很容易地从患者关节中采集样本，而研究其他自身免疫疾病就很难获得相关组织的样本，比如多发性硬化的脑部样本，或者糖尿病患者的胰腺样本。例如，他们决定，针对关节炎患者的炎症关节中积累的免疫细胞，第一个目标是找出这些免疫细胞产生了哪一种细胞因子。专注于研究从患者关节中分离出来的细胞和液体，这将费尔德曼和梅尼与大多数其他研究人员区别开来，事后证明，他们俩走在了正确的道路上，他们离解决类风湿关节炎越来越近了。他们发现了许多细胞因子的存在，但其中一个，有着笨拙的名字——肿瘤坏死因子 alpha（通常缩写为 TNF）的数量特别丰富。

1975 年，肿瘤坏死因子（TNF）被确认为是一种从免疫细胞中释放出来的因子，它可以使肿瘤变黑并死亡。这立即引起了人们对细胞因子的极大兴趣，希望这个肿瘤杀手可以用于治疗癌症患者；但是这个希望破灭了，因为细胞因子本身对人体毒性很大，即使剂量很小，根本无法影响癌症的情况下，对人体就具有毒性。不过，每种细胞因子具有许多不同的功能以及高剂量肿瘤坏死因子具有的杀死肿瘤的能力，都不是费尔德曼和梅尼感兴趣的地方。相反，他们想要测试的是，如果他们阻止患者炎症关节中肿瘤坏死因子的活性会发生什么。为了做到这一点，他们需要一种抗细胞因子，即一种以抗体形式产生并存在的物质。

抗体是由被称为 B 细胞的白细胞分泌的，是我们身体的"魔法子弹"，这个词是诺贝尔奖得主，德国人保罗·埃尔利希在 19 世纪 90 年代创造的。它们是可溶性蛋白质分子，具有黏附、中和各种病菌和其他潜在的危险分子的能力。每个单独的 B 细胞都产生一种具有独特形状尖端的抗体，抗体的一部分附着在其目标分子上，称为抗原，它可能是细菌或病毒外壳上的某种物质。然而，抗体并不是为了与病菌本身结合而设计的。每个抗体尖端的形状的产生是随机的过程——切割和重新排列产生这种抗体的基因，这本身就是一个了不起的过程。如果 B 细胞碰巧产生了一种能够黏附在健康的细胞和组织上的抗体，它们就会被杀死（或灭活）；血液中唯一允许存在的是"有用的" B 细胞，即可以黏附到身体内不常见物质的 B 细胞。这是我们在前面就提到的过程，也是这些细胞如何能够区分自我——身体的组成部分，和非自我——任何不是身体一部分的东西。

更详细地说，每个 B 细胞也有拴在表面、自己的抗体版本（我们在前面也谈到过 B 细胞受体），这样细胞就可以知道身体中何时出现抗体可以锁定的东西。当 B 细胞确实用正确的抗体锁定了外来的、麻烦的东西时，B 细胞就会增殖，从而产生大量有用的抗体，准备抵御入侵的分子或病菌的破坏。平均每个人的免疫系统中大约有 100 亿个 B 细胞，有能力制造出大约 100 亿种不同形状的抗体，每种抗体都能识别出人体内从未存在过的东西，从而确保抗体可以对付身体内"异物"的任何结构。当我们的免疫防御系统遇到了从没有看见过的，甚至从没有存在于体内的病菌时，这个能力就显得至关重要了。对于费尔德曼和梅尼来说很关键的是，这也意味着任何动物都可以对其他动物体内发现的蛋白质产生抗体。因此，用细胞因子 TNF 免疫的小鼠可以产生一种锁定人体细胞因子并使其停止工作的抗体，即抗细胞因子抗体。

这种抗体是由纽约大学医学院的科学家简·维尔克制造的。简·维尔克于 1933 年出生在捷克斯洛伐克，父母是犹太人，他们为自己的祖先感到自豪，但并不信仰犹太教。1942年，他的家人获得豁免，他们不必佩戴黄色的大卫之星，而且可以保住自己的工作。这些豁免包括高昂的行政费用，可能是贿赂，也可能是皈依基督教来换取豁免。但官方的依据是，这个国家需要某些人继续工作；维尔克的母亲是一名眼科医生，他的父亲在煤矿行业工作，大概这两个工作岗位都很重要吧。

8岁时，维尔克被送往天主教修女管理的孤儿院居住以躲避战乱。1944年，德国军队镇压了斯洛伐克的抵抗运动，维尔克的父母担心新政府翻脸，不会承认他们免受迫害的豁免权。于是，他的母亲带着维尔克一起离开，在很偏远的农村住了好几个月，后来又转移到在一个更加蔽塞和孤立的村庄里，直到战争结束。

战后，他和家人们重新团聚在一起，维尔克去了捷克斯洛伐克的一所医学院学习，战后的生活很压抑，周围弥漫着一种恐惧和怀疑的气氛。这个时候，"基因"一词已被禁止使用，许多持不同意见的科学家被监禁。1957年，在他还是学生的时候，艾里克·艾萨克斯（干扰素的共同发现人）到访过捷克斯洛伐克，他在听了艾里克·艾萨克斯的演讲后，燃起了研究细胞因子的热情。维尔克的英语说得很好，他被选为艾萨克斯的向导，这样，两人算是认识了。事后证明，这是一个很好的开端。

在医学院毕业后，维尔克加入了一个专门研究病毒的研究中心，并在 1960 年发表了一篇论文，为干扰素的存在提供了证据。该研究所所长曾希望维尔克在当地杂志《病毒学报》上发表，但是，维尔克没有采纳这一建议，而是发表在《自然》杂志上。

1964 年，维尔克和他的妻子、艺术史学家玛丽卡离开捷克斯洛伐克。因为发表在《自然》杂志上的这篇论文，他在离开欧洲来到美国的新家之前，就得到了三份工作机会，而他选择了纽约大学医学院。维尔克后来才得知，之所以可以不用面试就得到这份工作，是因为纽约医学院收到了艾萨克斯的推荐信，而这一举动，源于 7 年前他曾经做过艾萨克斯的导游。

维尔克经历了早年的逆境，又有了后来戏剧化的转折，他的经历令人称奇。他利用制造抗肿瘤坏死因子（anti-TNF）抗体所获得的版税收入，成立了维尔克基金会，专门奖励移民对美国生活做出贡献的佼佼者。2005 年，他从制造这种抗体中获得了巨大的财富，以至于他可以捐赠给纽约大学医学院 1.05 亿美元，这是有史以来纽约医疗机构收到的最大的礼物。这笔钱用于新的教授职位津贴、实验室整修、租用学生宿舍、研究奖学金、学生奖学金等。偶尔，应该说是非常偶尔的情况，学术界的职业生涯在经济上是有利可图的。维尔克一想到这一切就笑了："发家致富并不是我的目标，老实说，看到这么多钱，我还是有点不知所措的。"

　　为了制造抗体，维尔克首先必须获得人体细胞因子的样本，即肿瘤坏死因子，然后注射到小鼠体内。1985 年末，基因泰克（Genentech）公司分离出肿瘤坏死因子基因，并通过在细菌中表达该基因获得了大量的蛋白。1988 年，因为维尔克正在与他们合作进行另一个项目，他才能够从该公司获得了这个样本。为了用老鼠制造抗体，他遵循了 1975 年塞萨尔·米尔斯坦和乔治·科勒在剑桥大学发明的方法，这是一种极其重要的方法，他们俩因此在 1984 年首次获得诺贝尔奖。首先，维尔克用基因泰克公司的肿瘤坏死因子蛋白免疫小鼠做实验；几天后，从小鼠脾脏中分离出 B 细胞，很多这样的 B 细胞会产生对抗肿瘤坏死因子的抗体。B 细胞在动物体外不能存活很长时间，最好在细胞培养液中孵育几周；但是维尔克用了一个技巧来维持它们的存活，即米尔斯坦和科勒诺贝尔奖得主的技巧，它将 B 细胞与骨髓瘤肿瘤细胞融合，形成新的细胞，称为杂交瘤，它保留肿瘤的生长特性，具有原始 B 细胞产生抗体的能力。实际上，这创建了小鼠 B 细胞的永生版本。维尔克然后分离出每一个杂交瘤细胞，通过将少量含有细胞的悬浮液滴入矩形塑料盘的每一个小孔中，将它们逐一分开，检测每个抗体对 TNF 活性的阻断作用。然后培养出可以产生合适抗体的细胞，产生几乎无限量的抗肿瘤坏死因子抗体。

这种抗体来源于单个 B 细胞，因此被称为单克隆抗体。该过程可用于创建一种蛋白质，其形状可以锁定在我们选择的任何分子上。该抗体除用作药物外，还可用于各种科学实验、标记特定的细胞、阻断某物的活性，或开启另一种物质的活性、检查某物的分泌水平，以此类推。就像一位专家所说的那样，"没有哪一种试剂可以像单克隆抗体一样让我们热血沸腾，能激发我们的创造力，推动我们的目标直至成功，甚至实现我们的梦想"。

维尔克和当时羽翼未丰的森拓克（Centocor）公司达成了一项长期协议，将他实验室生产的抗体开发应用于商业用途。作为回报，该公司支付了部分维尔克的实验室费用，包括君明"吉米"勒博士后，他帮助制造了抗肿瘤坏死因子抗体。逐渐地，抗肿瘤坏死因子抗体在医学上的重要性也显现出来了。布鲁斯·比特勒，我们在前面中谈到过的诺贝尔奖得主，他帮助发现了可以锁定病菌的 toll 样受体，在他职业生涯的早期，他和安东尼·塞拉米一起在洛克菲勒大学医院工作，发现了小鼠版的肿瘤坏死因子。1985 年，他发现肿瘤坏死因子是小鼠在脓毒症期间产生的细胞因子之一，脓毒症通常是由细菌感染引起，导致免疫反应过度的一种疾病。重要的是，比特勒和塞拉米发现，阻断肿瘤坏死因子可以保护小鼠而不发生脓毒症。

在我们人类中，导致血压骤降的脓毒性休克性脓毒症可以在几小时内杀死患者，而且由于许多病例对抗生素耐药，导致这种疾病在美国的医院护理费用高昂，高达数百亿美元。森拓克公司本就将治疗脓毒症视为工作的重点之一，现在，在比特勒和塞拉米工作的启发下，他们试图通过阻断肿瘤坏死因子来治疗人类的脓毒症。

由于维尔克发现的抗肿瘤坏死因子抗体是在老鼠体内制造的，不能直接用于人体，必须对其进行修改，使之更接近于人类自然制造的抗体。否则，它会被视为人体的异物，并可能引发人体的免疫反应。为了避免这种情况，将小鼠抗体基因片段与人类基因结合，形成了一种新型的半人半鼠抗体；准确一点说，是 34% 的小鼠基因和 66% 的人类基因组成，其前端以小鼠基因的形状锁定肿瘤坏死因子，而后端则是来自人类；这是人和鼠的嵌合体，就像一个分子世界里面的狮身羊头微雕艺术品。

1991 年，森拓克公司检测了脓毒症患者的嵌合抗体的临床作用，尽管没有发现不良反应，但也没有发现明确的治疗效果；为什么在小鼠中工作的东西到了人体中却不灵验了呢，这个疑问成了医学研究的一个共同主题。这样看起来，抗肿瘤坏死因子抗体可能最终只能成为一种临床医学工具，成为测试血液中细胞因子水平的手段之一，而不能成为真正的临床药物。随后，1991 年初，费尔德曼造访了森拓克公司，介绍了他在类风湿关节炎患者中使用这个抗体的病例。

到那时，费尔德曼已经有了一些证据来支持肿瘤坏死因子在类风湿关节炎患者中的重要作用，并且知晓了一点，阻断它的活性可能会对治疗该病有帮助。梅尼（Maini）的研究小组发现，细胞因子只有在正确的时间出现在正确的地点，才与该病的症状有关。在费尔德曼的团队中，菲奥努拉·布伦南（不幸的是，她在 2012 年，年纪轻轻就死于乳腺癌）研究了在患者的病变关节提取的细胞中加入抗肿瘤坏死因子抗体时发生了什么。尤里卡时刻闪亮登场，布伦南发现，当肿

141

瘤坏死因子被阻断时，细胞就停止制造其他细胞因子。为此，她重复了7次相同的实验，依然是这个结果。这意味着肿瘤坏死因子站在了C位，它处于一系列活动的顶端，位于导致其他炎症细胞因子产生的网络的中枢。但是，按理说，这些结果与当时的科学共识背道而驰，即没有一个单一的分子可以对类风湿关节炎这样复杂的炎症负责。而且，大多数科学家认为细胞因子系统有很多道保障，确保不被某一个因子卡住脖子；所以，如果你阻断了一个成分，它对炎症的影响不会很大，因为其他细胞因子会继续发挥作用。是时候推翻这个旧想法了，费尔德曼争论道，阻断肿瘤坏死因子确实有可能会阻止一种自身免疫性疾病——类风湿关节炎。

　　费尔德曼的另一个团队，由理查德·威廉姆斯带队在老鼠身上测试了这个想法。首先，通过用胶原蛋白免疫动物，在小鼠身上重现人类类风湿关节炎的症状（虽然不是根本原因），小鼠因此对这种蛋白质产生免疫反应，由于这种蛋白质是软骨的主要成分，这种蛋白质又会导致动物关节肿胀。随后，给受影响的小鼠注射抗肿瘤坏死因子抗体，高剂量时炎症减轻，关节软骨免受损伤。这表明，注射抗肿瘤坏死因子抗体可以减轻小鼠关节炎的症状。尽管如此，森拓克公司的很多人仍然怀疑用于人类的效果，部分是因为公司里面聘请的类风湿关节炎的专家有自己的想法。

此时，一个重要的人物出现了，詹姆斯·吉姆·伍迪，森拓克公司的首席科学官，他曾在费尔德曼的指导下在伦敦做过博士研究，作为学生和参与者，他喜欢这个点子。事实上，他在森拓克公司刚任职时就预感到这个曙光乍现的机会，他有预谋地让费尔德曼参与到公司的其他项目，让公司了解了他本人的能力，为将来做准备。所以，当费尔德曼提出治疗类风湿关节炎的想法时，他在公司已经被认为是一位领先的学者。维尔克认为，如果没有伍迪的运筹帷幄，森拓克公司就不会在类风湿关节炎患者身上尝试抗肿瘤坏死因子抗体，因为成功的概率看起来很渺茫、很遥远。幸好有伍迪在那里，森拓克公司最终还是同意提供足够的抗体用于一次小型试验。可见，酒香也怕巷子深，没几个铁杆粉丝帮着摇旗呐喊是不行的。

森拓克公司批准费尔德曼和梅尼可以在伦敦查林十字医院进行一项小型试验，最初只有10名患者，后来又加了10人，整个测试没有安慰剂组做对照。他们之所以不使用安慰剂对照，是因为他们认为这只是一项科学实验，并不认为抗肿瘤坏死因子抗体是一种药物，目的仅仅是检验一下阻断肿瘤坏死因子是否能帮助患者。梅尼招募了一些其他药物治疗无效的患者，虽然告知了实验风险，还是有一些愿意赌运气的患者加入了实验。

森拓克公司在 1991 年对脓毒症患者进行的那场试验表明，至少这个抗体在很大程度上是安全的。但是，费尔德曼和梅尼仍然很谨慎，每一次注射都是缓慢地开始。在 1992 年 4 月 28 日开始接受治疗第一位患者，他们甚至让一名护士在病房里日夜护理。这种担心有点多虑了，当抗体被缓缓注入后，许多患者说他们立刻感觉好多了。费尔德曼回忆说，这是一个非常激动人心的时期，我们治疗的所有患者的病情都有了显著的改善。长达两周的跟踪记录，一连串的图表、条形图和统计分析数据，详细记录了患者关节肿胀和压痛的减少；不过，再多的数据都抵不上患者的切身体会，8 号患者的几段跟踪视频资料形象地说明了这一好转过程。

在治疗前，8 号患者慢慢地上下楼梯，每一步都要抓住扶手，神情和步态都很痛苦。在治疗四周后，她跑的速度和任何人一样快。最后一段视频里面，她挥舞着双臂，开心地叫着，脸上洋溢着幸福。那一刻的笑容，科学家们的一切努力，值了！

维尔克还记得在森拓克的办公室看到这段视频的情景。尽管这个小试验没有任何对照患者，但他清楚地知道，安慰剂不可能有这种效果，这是大脑对积极反应的预期结果。但仍有一个巨大的问号需要面对：这种疗效可以持续多久呢？每个参与其中的患者、临床医生和科学家，都知道接下来的几个月是至关重要的。治疗结束后，所有患者均恢复正常生活，健康状况改善。第 3 号患者，一名牙医，治疗结束两周后就能打高尔夫球了，后来又回到工作岗位上。但不幸的是，这种疗效是短暂的，所有人都复发了。

很明显，注射抗体不能治愈，只能减轻症状。这意味着下一个合乎逻辑的步骤是反复测试阻断细胞因子的疗效。费尔德曼和梅尼获得了重新治疗一些患者的伦理许可，再次重复治疗之后，患者病情得到了改善。尽管如此，结果仍然是趣闻轶事，没有对照；20 名患者接受了第一次注射，在复发后，其中 8 名患者接受了重新治疗。作为一项科学实验，这是一项信息量巨大的实验；但是，想推动医学进步是需要做适当的临床试验，即随机和双盲试验，临床医生和患者都不知道谁在接受治疗，谁没有治疗。

第一次正式临床试验的结果是明确的，抗肿瘤坏死因子抗体确实改善了类风湿关节炎患者的健康状况。详细分析患者血液中发生了什么之后显示，抗体的作用就像费尔德曼和梅尼预测的那样：阻断这一细胞因子可以减少其他炎症细胞因子的产生，活组织病理检查显示进入病变关节的免疫细胞变少。费尔德曼认为，之所以做活检和分析患者血液（每人400毫升）可以成功，是因为这项试验是由学者组织而不是完全由一家公司进行的。大多数临床项目，费尔德曼认为，如果没有花费足够的时间和金钱、分析患者到如此细致的程度，不但是一个巨大的损失，而且根本无法成功。

这并不是说，这一切都顺利地掌握在学者手中。一个不小心，比如一个冰柜解冻导致关键的样本被销毁，费尔德曼回忆说，一想到可能会影响科学的进程，真是让人心痛不已。在下一次临床试验中，抗肿瘤坏死因子抗体与现有治疗方法的全面比较，即所谓的第三阶段试验。森拓克公司一心想尽快将这种抗体作为药品上市，为了加快报批速度，减少了实验中的病例数，费尔德曼认为，这样会导致详细分析的数据缺失。

第三阶段试验证明抗肿瘤坏死因子抗体是一种有效的治疗方法，比当时的其他治疗方法更好。在小鼠身上进行的实验显示，当与其他有助于降低免疫反应的药物联合使用时，它的效果就会增强。这直接导致了今天患者通常使用的治疗方法：抗肿瘤坏死因子抗体通常与甲氨蝶呤一起服用，而甲氨蝶呤在体内有许多作用，其中包括抑制 T 细胞免疫反应。这是联合药物治疗疾病的早期例子，时至今日就更为普遍了，费尔德曼称之为多元药房，即同时使用多种药物治疗单一疾病。

　　森拓克公司之前曾投入大量资金，雄心勃勃地开展实验，一心想治愈脓毒症；可惜，这个心愿一直未达成。由于这种疾病在体内的炎症风暴形成的速度特别快，以至于它非常难以控制，仍然是出了名的难治。因此，森拓克公司的股价在 1992 年几个月内暴跌，从每股 50 美元跌至 6 美元，员工人数也从 1600 人左右减少到 400 人。此时，抗肿瘤坏死因子抗体用于类风湿关节炎的治疗方法的出现，成为拯救森拓克公司的唯一救命稻草。森拓克公司推出了药物英夫利昔单抗（Remicade），即人鼠嵌合抗肿瘤坏死因子抗体的商用名字。结果，在 1999 年，强生公司以 49 亿美元收购了该公司。维尔克回忆说，因为类克是新药，疗效还在观望，医生也很谨慎，因此，刚开始销售得很慢，这一切看起来似乎是强生公司吃了亏。但是后来展现出来的临床疗效和广阔的市场前景，只能说 49 亿美元的购买价真是一笔好买卖，强生公司有眼光。

费尔德曼感到遗憾的是，阻断肿瘤坏死因子这个点子虽然来自英国，可最终还是在美国瓜熟蒂落了，成为又一个英国发明、美国商业化的药物。他曾主动与英国公司接触并热心宣传和推销这个点子，可他们并不感兴趣，只有美国的森拓克公司的老板敏锐地抓住了这个机会。森拓克公司在美国有许多竞争对手，包括雅培公司（Abbott）、罗氏公司（Roche）和免疫公司（Immunex），都在继续研发其他也能阻断肿瘤坏死因子的药物。比特勒帮助创造了一种替代方案：一种细胞因子天然受体的可溶性蛋白质版本，可以有效地起到诱饵受体的作用，阻断细胞因子与其在免疫细胞上的真正受体的结合。有关这种药物的临床开发，以免疫学为主导，落后于森拓克公司大概有两年。但是，其开发速度如此之快，很快就迎头赶上了，终于在 1998 年 11 月的冬天，它成为美国第一种被批准治疗类风湿关节炎的抗肿瘤坏死因子药物，市场上被称为益赛普（Enbrels）。其他美国公司也生产了替代版本的抗肿瘤坏死因子抗体，包括 2002 年的一种完全人类版本。虽然所有这些药物都是非常成功的，但根据制药业的惯例，根据欧洲委员会的说法，如果某种药物的销售额达到 10 亿美元，才会被认为是一种重磅药物，森拓克公司的抗肿瘤坏死因子抗体不但成了一种重磅药物，还屡次刷新了纪录。所有总部位于英国的制药公司都很失落，与这种仅在 2012 年一年就赚了 93 亿美元的药物擦肩而过。不过，赚多少钱不重要，由于药物阻止肿瘤坏死因子，给类风湿关节炎患者带来了福音，多少患者从轮椅上站了起来，这才是科学研究追求的目标。

如果只有类风湿关节炎通过阻断肿瘤坏死因子治疗，这种疗法仍然只是轰动一时，但事实证明它有更广泛的用途。在许多情况下，阻断这种细胞因子有助于阻止炎症的发生：消化系统炎症，如克罗恩病和结肠炎；皮肤炎症，如银屑病；强直性脊柱炎脊椎关节炎。在全球范围内，森拓克公司的抗肿瘤坏死因子抗体已被用于治疗至少 180 万人。

这一成功并不是一蹴而就的，基于维尔克第一次制造的抗体，由费尔德曼和梅尼测试，森拓克公司设计了许多小步骤才制造出部分人鼠嵌合体抗体。胜利来自丰富的想象力和日夜不分的努力工作，但也来自一系列巧合、偶然事件和意外事件。在他的回忆录中，维尔克引用了儿童读物《小斯图尔特和夏洛特的网》的作者埃尔文·布鲁克斯·怀特的话："想成为幸运儿，就来纽约试试吧。"

掌声响起，高光时刻来临，一系列科学大奖接踵而至。2013 年，美国总统巴拉克·奥巴马（Barack Obama）颁发了美国国家技术与创新奖给维尔克，奥巴马用几句感人的话概括了维尔克的一生，而维尔克多么希望父母能够活着听到这些来自总统的赞美之词。2003 年，费尔德曼和梅尼获得了著名的阿尔伯特·拉斯克临床医学研究奖，并在 2014 年获得了加拿大盖尔德纳国际奖。当然，那些致力于研究其他细胞因子作用于其他疾病的科学家们，同样也在做着重要的研究工作。别忘了，阻断另一种细胞因子也可能有助于缓解类风湿关节炎，事实上，我们现在知道阻断 IL-6 确实有帮助；而有证据证明，阻断肿瘤坏死因子也可能有助于治疗脓毒症。围绕阻断各种细胞因子，让科学家们组成了一个科学研究社区，开发出了无限可能。

我们已知的是，疫苗是先应用，后了解其运行机制；抗肿瘤坏死因子治疗方法则不同，它直接来源于我们对免疫系统的分子和细胞的透彻了解之上，这些知识是由数千名科学家陆陆续续发现的。虽然我们讲述的是一个个科学家的故事，他们都是依靠个人理想和极度自律支撑着工作，但没有一个科学家是孤立存活于世的。在某种程度上，抗肿瘤坏死因子治疗方法是通过一次遍布全球的集体科学任务来实现的，是集体智慧的结晶，是全球化的产物。而另外一位科学家梅尼则对这一事实感到特别自豪，他的工作帮助展示了如何将详细的免疫分子科学应用于医学。

科学之路永无止境，不断地发现，同时也不断地带来新的治疗方法，思维如此发散，每个路口都有无限的可能在等着你去探索。抗肿瘤坏死因子疗法的发现是一个分水岭，因为它引入了一种新的对抗疾病的方法——操纵免疫系统，而不是直接用抗生素来对抗细菌，这也与接种疫苗非常不一样。费尔德曼的下一个想要解决的问题仍然围绕着阻断细胞因子，究竟还有多少疾病可以用阻断细胞因子的药物来治疗。虽然我们还不知道哮喘、糖尿病、咳嗽、普通感冒和中风是否可以通过调节细胞因子水平来治疗，但已经吸引了不少科学家的目光，很多疾病都已成为潜在的靶点。制药公司和许多学术研究实验室都在做这件事，他们认为发现阻断肿瘤坏死因子不是偶然的侥幸，而是太阳跃出海平面之前的那一线耀眼的曙光。

阻断肿瘤坏死因子还远远不能称得上是一种完美的药物。抗肿瘤坏死因子治疗至少存在三个重大问题需要解决：第一个问题是，阻断这部分的免疫系统，会不可避免地削弱人体对感染的防御能力。虽然很罕见，但对于潜伏性结核的患者而言，之前由于免疫系统控制住了感染而没有出现症状，当他们的免疫系统受到抗肿瘤坏死因子药物的损害时，疾病被重新激活的风险加大。抗肿瘤坏死因子治疗的第二个问题是，很大一部分患者没有从中受益：10 个患者中，多达 4 位的类风湿关节炎患者没有什么改善。虽然，联合用药可以提高效果，但遗憾的是，我们目前无法预先知道谁会有反应，谁不会。标准的临床实践是不断试验和不断纠错的过程：患者被简单地给予一种阻止肿瘤坏死因子的药物，如果在大约三个月内没有明显的改善，他们会被改为另一种类型的抗肿瘤坏死因子或用其他方法治疗。梅尼认为，抗肿瘤坏死因子的治疗是否有效还取决于患病时间长短。如果关节炎症已经持续了很长一段时间，梅尼认为，从某种意义上说，它可能变得更加复杂和难以控制。也许这也是一些患者一开始对抗肿瘤坏死因子治疗反应良好的原因之一，但随着时间的推移，这种药物就慢慢失去了效果。第三个问题是，阻断肿瘤坏死因子只是一种有效的治疗方法，并不能完全治愈，科学家们寻找一条真正治愈的路还很长。

费尔德曼和梅尼的研究对医学产生了深远的影响，因为他们使用的是一种抗体作为药物。从那时到现在，生产抗体的成本一直很高昂，因此，它作为药物的潜力没有得到广泛的认识。产生抗体的 B 细胞杂交瘤必须在含有大约 50 种不同成分的培养基中生长。即使在最佳条件下，仅在生物反应器中搅拌，每个细胞也只产生微小量的抗体，还必须将其纯化，达到对人体安全的标准才能作为药物使用。包括森拓克在内的少数公司是以抗体赚钱为前提进行研究工作的，但即便是这些公司也认为，在诊断血液测试中使用抗体，比用于人体临床治疗更容易获得监管机构的批准。森拓克的第一款抗体产品是乙肝病毒的试验。抗肿瘤坏死因子抗体在临床治疗和销售都是成功的，向世人展示了抗体作为药品潜在的真实规模。

抗肿瘤坏死因子抗体并不是第一种被批准为药物的抗体，而一种市面上有售，叫作正克隆（Orthoclone）的抗体才是，它于 1985 年获得上市批准，旨在锁定被称为 T 细胞的白细胞并消除或使它们失活；被寄予厚望，希望这种抗体能阻止接受器官移植者产生的排斥反应。这种抗体被批准用于肾脏、心脏和肝脏移植患者，但随后出现了抗体不起作用，副作用也很严重；有些人甚至发展出一种潜在的危及生命的状况，这可能是因为治疗有时会触发 T 细胞释放高水平的细胞因子。时至今日，正克隆已经被弃用了。自从米尔斯坦和科勒学会了如何量身定做抗体以来，似乎在医学上就出现了言必称抗体的景象。但在将近 20 年的临床实践和开发抗肿瘤坏死因子的过程中，科学家成了追逐彩虹的人，彩虹时隐时现，却又魅力无边，让人沉醉。

后来开发的、最重要的抗体之一是利妥昔单抗（Rituximab），这种抗体并不能阻断细胞因子，而是直接针对免疫细胞，特别是其中的 B 细胞。当它锁定在 B 细胞表面的蛋白质分子上时，被锁定的 B 细胞就会以下面三种方式中的一种被干掉：第一种方法，利妥昔单抗可以简单地触发细胞死亡程序，让 B 细胞自毁元神，我们身体里的数十亿细胞每天都以这种方式死亡，这样身体内的细胞就可以健康地周转。利妥昔单抗杀死 B 细胞的第二种方法是，当它的前端被拴在 B 细胞上时，它的后端会吸引血液中的因子，然后杀死 B 细胞。第三种方法，它的后端可以被免疫系统的自然杀伤细胞识别，这些自然杀伤细胞会压扁 B 细胞并杀死它。同样，这最后两个过程是我们正常免疫防御的一部分；抗体通常以这样的方式锁定那些值得攻击的东西，比如病菌或受感染的细胞。利妥昔单抗本质上是帮助免疫系统检测到人体自身 B 细胞，并把它当作应该被消除的东西，然后干掉它。

利妥昔单抗导致体内 B 细胞的流失，反过来又能抑制患者关节的炎症；因此，它成为治疗类风湿关节炎的一种替代疗法，用于抗肿瘤坏死因子治疗无效的患者。然而，它最初不是用于治疗类风湿关节炎，而是在 1997 年被批准用于治疗癌症。此后，超过 75 万名癌症患者服用过它。乍一看，似乎治疗癌症药物不太可能对类风湿关节炎有帮助，癌症和类风湿关节炎之间几乎没有什么共同之处；但是，一种杀死 B 细胞的抗体对慢性淋巴细胞白血病和非霍奇金淋巴瘤是有用的，这两种癌症就是因为体内的 B 细胞失控而导致恶性的。事实上，这种抗体是如此重要，以至于它被世界卫生组织列入了世界上最基本的药物名单中，被选入这个名单中的药物都是对促进人类健康卓有成效的。

随着我们对抗体杀灭能力的深入了解，发现可以改进抗体的设计结构：例如，抗体结构的细微差别，可以更有效地触发自然杀伤细胞的攻击。这也导致了另一个发现，有些人具有遗传变异，使自然杀伤细胞对包裹抗体的细胞杀伤力降低。在淋巴瘤患者中，有证据表明，这种遗传变异与使用利妥昔单抗疗效不明显有关，但这个结论也是有争议的。

锁定 B 细胞，杀死 B 细胞，但不是所有的抗体都能办到；因此，一个重要的科学前沿研究出现了，为什么利妥昔单抗会如此有效呢？在我自己的实验室里，我们使用了最先进的、每台大约花费 50 万英镑的激光显微镜，拍摄了一段利妥昔单抗与癌细胞结合、使免疫细胞去攻击癌细胞全过程的视频。我们发现，利妥昔单抗不能均匀地覆盖癌细胞，而是倾向于聚集在细胞的一侧，将一些蛋白质吸引到抗体积累的区域，并将其他蛋白质输送到细胞的另一侧。实际上，这种抗体创造了一个大致球形癌细胞的前部和背面，或者用行话来说，会导致癌细胞极化。我们发现，由于我们不明白的原因，获得的这种极化的癌细胞更容易被杀死。

通过显微镜观察，我们可以推断出来，利妥昔单抗之所以有效，在一定程度上可以归功于它改变癌细胞结构的能力，让免疫细胞可以轻易地杀死癌细胞。这意味着，筛选以杀死特定类型的细胞为目标的新型抗体类药物，其范围应该既包括能够定点杀死特定细胞的药物，也包括那些引起特定细胞结构等效变化的药物。由于我们只能在实验室的培养皿中看到这样的活动，很难确定这有多重要，很可能只是一个假设。而且很遗憾的是，要观察人体内的情况几乎是不可能的。毕竟，费尔德曼一开始的观点就是：我们需要知道身体内部发生了什么，整个系统在体内的哪个部位互相协同工作，而不仅局限于实验室盘中的孤立细胞中。透过显微镜、望远镜的透镜，我们看到了一个新世界——宏伟如浩瀚星空、微小似游鱼在池塘。未来，新技术将在很长一段时间内在医学研究中发挥越来越大的作用，这些新技术将改进我们的观点，特别是如何看待人体内部。

随着抗肿瘤坏死因子抗体和利妥昔单抗的成功，科学界开始流行去寻找更多基于抗体的药物。这个势头在 2006 年戛然而止，那年，一项专门针对 TGN1412 抗体药物的临床试验开始了，但是最终却发生了可怕的错误时。该实验使用了一种抗体，该抗体被设计用于激活 T 细胞，而不是使用常见的树突细胞来干这个活（树突细胞是斯坦曼发现的，可以首先检测到危险的警报细胞）。题外话，主导这项实验的是一家小公司，因为这个倒霉的实验很快就倒闭了。此实验一出，科学界的争论四起。

实验证明，在动物身上，TGN1412 抗体药物没有引起任何问题；因此，很顺利地在人身上进行了测试。事后回想起来，谢天谢地，幸亏当时使用的是低剂量。正如一位受害者后来接受 BBC 采访时所说，六名参与临床试验的患者均分别患上了心脏、肝脏和肾脏功能衰竭，在随后的几个月里如坠地狱。正如我们已经看到的那样，药物在人身上的表现与在老鼠身上的行为更为不同。在这六名实验对象身体中，药物对 T 细胞的激活程度如此之高，以至于它们开始攻击身体的健康细胞和组织。过度活跃的免疫细胞也开始释放大量的细胞因子，对于人体而言，这些细胞因子变成了有毒物质。这种情况与脓毒症的发生类似，即由急性细菌感染引起的免疫系统过度反应。六名患者都发热、血液循环开始衰竭，手指和脚趾变黑，其中一人患上了肺炎。谢天谢地，没有人死，但这次临床试验却以悲剧收场。

当然，这些都已经是后话了，许多科学家声称：绕过身体的正常检测和平衡关卡，启动一种强有力的免疫反应，这肯定是个坏主意。然而，一项官方调查发现，其实，这些问题是由于"这种药物在人体中产生了不可预测的生物作用"。无论灾难是否可以预测，其后果都是巨大的，甚至导致科学界重新审视和制定规则，包括批准如何进行人体实验的方式发生了重大变化。例如，一组患者永远不能同时服用一种新药，必须间隔一段时间，等待副作用的出现。例如，如果患者会产生一种炎症反应，这种反应可以在 90 分钟内被发现。因此，即使实验中的患者只等待这么短的时间，也可以避免后续患者遭受同样的创伤。这个事件给科学界上了生动的一课，科学技术很多都是双刃剑。貌似对我们的免疫系统进行修补是一个简单的裁剪，其实和我们试图利用核能一样，虽有巨大的潜力，但一不小心，可能给人类带来灭顶之灾。

　　发现抗肿瘤坏死因子疗法的过程中，详尽地展示了人类免疫系统的细节，其价值不仅仅在于揭示了人体运作过程中隐秘之美，而且在于这是一个通向研发新药的科学道路。然而，通往每一种新药的道路并不是一条坦途，这条路上既没有导航设备，也没有指示路牌帮助我们以最快速度、最近距离到达目的地。这一路上充满了迷雾，到处是十字路口，超速是危险的。我们必须不断绘制免疫系统地图，以了解其活动变化的方式和原因，了解其安全运行的边界；接下来至关重要的，我们必须转而去关注的是——了解它是如何与身体其他系统协同作用的。

第二章
———

体内的星辰大海

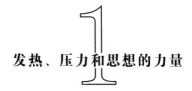

发热、压力和思想的力量

　　1996 年年初的一天，我偶然发现了一种方法，用来帮助免疫细胞对抗癌症。那一年我刚刚 25 岁，在格拉斯哥大学获得了物理博士学位，并来到哈佛大学的一个实验室参与研究免疫系统。这个实验室负责人杰克·斯特罗明格在 20 世纪 50 年代，帮助发现了青霉素的作用原理。从那时起，他就把注意力转向了 T 细胞如何检测身体中的疾病迹象，这项工作帮助他成为诺贝尔奖候选人。他管理着两个团队，充满了才华横溢、干劲十足的科学家们，一个团队在我工作的哈佛大学校园里，大约有 20 名科学家；另外一个实验室在哈佛医学院（Harvard Medical School），也有大约 20 名科学家，他们对免疫系统的了解远比我从物理学教育中学到的要多。当时的我，一度以为这种跨界的行政安排是不是出错了。

在我刚刚到这里的时候，斯特罗明格带领的实验室专注于探索一种被称为自然杀伤细胞的白细胞是如何攻击癌细胞和攻击的程度。为了这个研究，自然杀伤细胞被从血液中分离出来——这些血液样本来自在走廊上采集的研究人员的血液，与不同种类的癌细胞混合。在混合之前，癌细胞已经装载了放射性同位素，当它们被杀死，放射性物质会从破碎的癌细胞中溢出到培养液中。通过测量培养液中的放射性，我们就可以推断天然杀伤细胞杀死了哪一部分的癌细胞。也许是因为我物理学的教育背景，有一天，我突发奇想，特别想知道加热癌细胞会是什么结果。我没有仔细想任何的预测和假设，就直截了当地、简单地把癌细胞加热到 41 ℃左右，结果很有趣，癌细胞被更有效地摧毁了。

我提出了问题，却再也没有跟进这个研究，但其他科学家却继续了这个工作。几年后，研究取得了突破：热可以诱导某些类型的癌细胞在其表面表现出"应激诱导蛋白"或称为"压力诱导蛋白"，这个名字来源于只有在细胞处于压力状态下，才会显现出的这些蛋白质。此处的"压力"一词，已经不是我们平常所指的来自这个世界的每天的感受带来的

完美治愈
——激发自身免疫力

压力，而是当细胞被破坏，就会经历的所谓的应激反应。例如，暴露在高温、毒素或紫外线照射下，蛋白质分子会因热变形，而紫外线会破坏细胞的遗传物质，如果一个细胞有这些问题，应激诱导蛋白就会出现在细胞表面，而在健康的细胞上找不到它们的身影。这些蛋白质作为细胞受损的标志，就像古代囚犯脸上的刺青，很快就会被自然杀手细胞检测到，随后就对受损细胞展开攻击。我自己最初的探索已经不重要了，这个重大发现是属于那些辛苦耕耘的科学家们，但也说明了一个现象，有人提出疑惑，有人去解惑，只有这样科学才能稳步前进。这就是为什么很多实验室的负责人喜欢雇佣来自不同教育背景的人，他们学识背景可以互为补充，而不同的逻辑推理能力，又会让他们的思想碰撞出新的火花。当我自己成为一个实验室负责人之后，深深体会到了，当年作为一名拥有物理学博士学位的我，可以进入国际顶级的生物学实验室，这是哈佛大学的教授深思熟虑之后的决定，哈佛大学深谙成功之道。

用热治疗癌症的想法并不新鲜。事实上，它可以在我们已知的最古老的癌症描述中找到：大约3000年前的埃德温·史密斯纸莎草，它很可能是一本古埃及医学教科书，它详细说明了如何使用热刀片和棍棒来治疗乳腺癌。这可能只是一个朴素的思想，烧死癌细胞，而不是什么奇思妙想。然而，现代实验表明，除了烧死患病的细胞外，加热确实有助于治疗某些类型的癌症。例如，在患有一种肺癌的小鼠中，发热降低了癌症扩散的概率。将小鼠关在 30 ℃的笼子里，可以增加 T 细胞的数量，这些 T 细胞会渗透到肿瘤中并以肿瘤为靶点。在温暖的环境中饲养的老鼠往往不那么活跃、会喝更多的水，等等，任何这些效应都可以有效地增强它们的免疫反应。

在今天的医学中，50 ℃以上的温度有时被用来直接摧毁癌细胞，比如，无线电波的应用。后来出现了一种称为高温疗法的治疗方法，为了提高服用的化学药物的有效性，在人体局部或者全身人为地引起与发热类似的温度。由于发热、应激诱导蛋白、炎症和癌症之间的关系复杂，远超我们在热实验中的了解；因此，发热并不是用来治疗癌症的常规方法。

一开始，虽然我们的免疫系统常常可以抑制或破坏癌症，但免疫反应对癌症的作用也可能正好相反。目前已知至少存在两种方法，可以让癌症从免疫反应中受益，而发热还会让这种情况变得更糟糕。首先，许多种癌细胞共同选择免疫细胞的特征，通过表达免疫细胞使用的一系列蛋白质分子，使它们自身对炎症期间产生的细胞因子和其他分泌物起反应。

这使得癌细胞能够劫持免疫细胞用于在体内增殖和移动的信号，从而使癌细胞也能生长、扩张和扩散。其次，实体肿瘤有时还受益于局部炎症，因为这可以增加肿瘤的营养物和氧的供应。事实上，免疫细胞对癌细胞是很有益处的，癌细胞选择主动去欺骗免疫细胞而不是逃避免疫攻击，有一些肿瘤会分泌蛋白质分子，特异性地吸引免疫细胞存活在它们的内部。这些肿瘤通常分泌激素来改变肿瘤部位免疫应答的性质，维持促进肿瘤的局部炎症的同时，关闭掉免疫细胞攻击的"能力"。维持局部炎症状态的肿瘤有时被认为是一个很难愈合的伤口。

另一个复杂的情况是，癌细胞表面显示应激诱导蛋白，一种自然杀伤细胞可以检测到的、标志着疾病的蛋白质，癌细胞有时可以将这些蛋白质的可溶版本分泌到周围环境中。这些分泌物可以作为诱饵，黏附在免疫细胞上的受体蛋白上，阻止它们能够检测到真正的癌细胞。但同样，完全相反的情况也可能发生。一些实验已经发现，抗肿瘤中最主要的自然杀伤细胞一旦受到"压力"，会产生应激诱导蛋白，而应激诱导蛋白的可溶性分泌物的出现，导致自然杀伤细胞可以更加警惕，甚至更好地攻击肿瘤。换句话说，在某些情况下，肿瘤细胞的分泌物可以关闭免疫攻击，而换种情况，它有可能放大免疫攻击。这已经是属于目前的科学前沿的内容，科学家们既没有透彻了解，也没找到前行的路。这就解释了以下这些谜团，为什么我们很难知道哪种类型的癌症在什么时候可以通过发热或任何其他方式增加或减少应激诱导蛋白的产生。

　　撇开癌症的特殊情况，所有温血动物在感染期间都能提高核心体温，我们称之为发热，表明这种能力一定提供了非常重要的生存优势，尤其是它需要大量的能量；体温每升高1 ℃，人体新陈代谢就增加10%~12%。更为神奇的是，冷血动物如爬行动物、鱼类和昆虫，它们在感染期间也会提高体温。由于无法从内部改变温度，它们通过进入更温暖的环境来实现这一点，这是一种取暖的行为。令人惊讶的是，一种可以降温的药物阿司匹林，如果用于被感染的鬣蜥或金枪鱼，可以减少它们的取暖行为。这意味着，导致爬行动物或鱼类在感染期间的取暖行为，其中一些生物和化学过程与人体发热过程的变化相似。即使是植物也可能有类似发热的能力，豆科植物叶片在真菌感染期间，它的温度也会升高。

　　在人类历史的大部分时间里，发热被认为是恶魔或超自然的、一个需要治愈的问题。纵观整个18世纪和19世纪，

完美治愈
——激发自身免疫力

人们经常死于各种热病：黄热病、猩红热、登革热、伤寒，等等。医生们用可怕的方法试图治愈发热，如出汗或呕吐，或放血。现在我们才知道发热是身体对疾病反应的一部分，而不是一种疾病。发热在我们的一生中时断时续，定期提醒我们，我们感受到的很多东西都取决于我们身体的基本生理学。

提高体温可以帮助人体以各种方式对抗感染，直接影响病菌和增加免疫系统的活力。折磨我们的大多数病菌已经进化到在正常体温下茁壮成长。因此，病毒的复制率，例如，当温度上升到 40 ℃ ~41 ℃时，病毒的复制率会降低 200 倍，也大量增加了免疫细胞从骨髓进入血液的数量，而且由于发热还会使免疫细胞产生将它们引导到炎症部位的受体蛋白；因此，发热会增加免疫细胞流向急需它们去战斗的地方。一旦免疫细胞就位，其各种活动就会因温度的升高而增强：巨噬细胞更擅长吞没病菌、B 细胞产生更多的抗体、斯坦曼发现的树突状细胞能够更好地激活 T 细胞，等等。但就像所有与免疫系统有关的事情一样，这个过程可能会失控而导致反应过度，虽然鲜少有危险，但发热有时会导致癫痫发作。发热，对我们个人而言，更多的感受是，思想和身体已不再是自己的，甚至陷入胡言乱语、神志不清的地步。

发热会引起肌肉酸痛和头痛，使我们的免疫系统和头脑之间的联系变得很清楚。这是一种很难用语言表达的感觉，甚至对弗吉尼亚·伍尔夫来说也是如此："英语可以表达哈姆雷特的思想和李尔王的悲剧，但没有一个词来形容颤抖和头痛。"豆蔻年华的女孩，当她坠入爱河时，可以用莎士比亚、邓恩、济慈的诗词表达心情；但让一个发热的患者向医生描述他的头痛时，立刻就变得词穷了。

人类，可能也包括所有动物，启动提高体温这一过程，是通过免疫系统的模式识别受体检测出病菌的信号。这些受体，在第一章中讨论过，詹韦预测了它的存在，随后在苍蝇身上发现了它，然后是人类。例如，当这些受体锁定在细菌或病毒的外壳上时，免疫反应就开始了，而作为这种反应的一部分，就会分泌细胞因子。正如我们在本书中所讨论的，细胞因子会引起不同类型的免疫细胞的作用；但是，细胞因子也会影响体内许多其他类型细胞的行为，包括神经元。事实上，阻断细胞因子在治疗类风湿关节炎方面的作用有两方面：阻止炎症的发生，从而增加患者关节的活动能力；限制炎症对神经系统的影响，因此患者通常很快会感觉好多了。

除了细胞因子外，模式识别受体检测病菌的过程也会触发前列腺素 E2 的产生。前列腺素 E2 可以由体内几乎所有类型的细胞产生，但在免疫反应过程中，它主要是由免疫细胞以及对免疫细胞产生的细胞因子做出反应的其他细胞产生。人体产生细胞因子和前列腺素 E2，本质上是免疫系统用发热来警告大脑危险来临。阿司匹林通过阻止前列腺素 E2 的产生，从而达到降温的作用。为大家所熟知的是，前列腺素 E2 是用于孕妇引产的胶囊和片剂的有效成分。每种激素和每一种细胞因子在体内都有多种作用，前列腺素 E2 放松肌肉的能力可以帮助子宫在分娩时开始收缩，这种能力与它在发热中的作用没有直接关系。

人体发热时，这些细胞因子和激素作用于大脑的一个叫作下丘脑的区域。作为回应，下丘脑向身体发出信号，让身体产生另一种称为去甲肾上腺素的激素。去甲肾上腺素可以收缩四肢的血管，触发棕色脂肪细胞燃烧能量并产生热量（这类脂肪细胞的专长）；同时触发乙酰胆碱，它可作用于肌肉，导致肌肉颤抖，它们都有助于提高体温。下丘脑还控制着我们的饥饿、口渴和睡眠；以及更复杂的情绪，如寻求与他人的亲近和我们的性冲动。正因为如此，免疫细胞的分泌物除了会让人感到昏昏欲睡和食欲不振之外，还会影响我们的各种行为和情绪。尽管我们还没有彻底了解整个机制，毫无疑问的是，我们的免疫系统塑造着我们的情绪和感受。其中一些可能只是激素和细胞因子相互关联的偶然结果；但另外的一部分则是有原因的，对我们也是有好处的，就像生病时的倾诉和寻求安慰。如同音乐不是爱情的唯一食粮，免疫细胞检测病菌时的化学反应也能点燃关爱之情。

广泛地说，通过体内的细胞因子和激素的变化相互影响，用一种我们人类不懂的"语言"，免疫系统和我们的神经系统在不断地对话。许多激素影响我们的免疫系统，包括性激素中的雌激素和睾酮，但压力激素的影响最大。我们都知道什么是压力，虽然很难定义，也很难形容，它可以像发热一样有包罗万象的症状，也可以自我感觉有蝴蝶在胃里飞来飞去。很明显，因为它与免疫系统密切相关，压力会对我们的健康产生重大影响。那么，减轻压力就可以增强免疫力。我们对压力、性激素和免疫系统之间的联系的认识，带来了人类有史以来最伟大的医学胜利之一，下面我们一起来看看。

1929 年 4 月 1 日，美国医生菲利普·亨奇在明尼苏达州罗切斯特的梅奥诊所与他的一名患者进行了例行预约门诊。这位 65 岁的患者碰巧提到，当他有黄疸时（皮肤变黄通常是由于一个人的肝脏问题引起的），类风湿关节炎的疼痛会减轻。患者告诉菲利普·亨奇，黄疸出现 1 天后，他可以无痛地走了约 1.6 千米，这是他以前做不到的。凑巧的是，亨奇是神探夏洛克·福尔摩斯的粉丝，23 岁的他不但抓住了患者的寥寥数语，并且顺着这条线索开始了研究。他想知道，当一个人有黄疸时，体内是否有什么东西减轻了类风湿关节炎症状，他称之为物质 X。

在接下来的几年里，亨奇遇到了其他有类似经历的患者。他注意到，不仅是类风湿关节炎，还包括花粉病和严重哮喘的患者，如果同时合并有黄疸，其他疾病常常会因为黄疸而得到缓解。他开始记录患有类风湿关节炎孕妇的病史，她们陈述自己怀孕期间关节炎疼痛会得到缓解。通过不断出错和纠错的实验，亨奇鉴定出了物质 X。他给患者注射或口服肝提取物、稀释的胆汁甚至血液，想尽办法帮助关节炎患者。但是，他能想到的办法全部失败了。

在梅奥诊所的某个部门，生物化学家爱德华·肯德尔（Edward Kendall）正在执行另一个不同的任务：分离肾上腺分泌的激素。"激素"这个术语出现在 1905 年，由伦敦的生理学家埃内斯特·斯塔林（Ernest Starling）提出，它是一种在血液里，加速细胞到细胞流动的化学信使，可以协调身体不同部位的活动和生长。在巴塞尔大学，同时期出生于波兰的化学家泰杜什·赖希施泰因（Taedusz Reichstein）则独自致力于这个同样的目标。为了科研所用，他从屠宰场弄到了一吨牛的肾上腺组织，可以产生大约 25 克活性激素。此时，肯德尔已经把其中的一些分离出来，他只是简单地命名为 A~F。其中一种，肯德尔将其命名为化合物 E 而赖希施泰因称之为物质 Fa，根据在动物身上进行的实验，这种化合物具有特别的生物活性。这一领域的突破发生在 1 月份之后，当时肯德尔和亨奇见了一面，两人相见恨晚。

亨奇对化合物 E 一无所知，而肯德尔对类风湿关节炎的了解也仅限于名字而已；但 1 月份的那一天，他们边喝咖啡边聊天，分享着各自独立的科研经历，渐渐地，一个想法浮出了水面。亨奇和肯德尔决定，是时候测试一下肾上腺化合物 E 和物质 X 是不是同一种物质。即使不是同一种物质，也一样有趣。当时，亨奇在笔记本上记下了这个计划，但是，却花了八年时间才凑够了实验用的肾上腺化合物 E，最终，肯德尔从默克制药公司那里获得了这种药物。1948 年 9 月 21 日，一位来自印第安纳州的 29 岁患有衰弱性类风湿关节炎的女性，她接受了肾上腺化合物 E 的治疗。两天后，她终于又可以走路了，她跑到商店血拼了三小时以示庆祝。

运气来了，亨奇碰巧猜到了效果不错的激素剂量，这一剂量比大多数医生想象的要高得多；而且，其结晶体恰好大小合适，能以适当的速率溶解在体内。当肾上腺化合物 E 的珍贵样本刚到医院时，玻璃瓶子掉到了大理石地板上，但没有打碎……好运再次降临。

当肯德尔被医院邀请去见见患者的时候，这个女患者从床上站起来说："让我握握你的手吧。"作为一名化学家，他很少见到患者，这一刻对他来说意义重大，这是他辛辛苦苦工作 18 年的回报，达到了职业生涯的巅峰。亨奇也明白了他们的发现有多么重要，于是，他坚持把化合物重新命名为化合物 H，为了防止消息泄露，他们俩从不在电话里面谈论此事。

在接下来的几个月里，亨奇接着继续治疗了其他患者，许多被困在轮椅上多年的患者，奇迹般地站了起来。亨奇准备在 1949 年 4 月 20 日，以梅奥诊所医生为主的一次会议上，第一次宣布这个结果。因为事先听说有大事要宣布，那天的房间里挤满了好奇的同事们。可能是因为亨奇有语言障碍，当众说话就口吃，他只能使用幻灯片和其他视觉辅助设备，倒是让他成为梅奥诊所第一个吃螃蟹的人。这次会议上，他用一张张闪烁的彩色胶片来展示患者治疗前后的效果。由于当时大多数电影和摄影都是黑白的，电视也还是一种新奇、昂贵的东西。彩色胶片上，患者病情好转得很明显，更何况，许多听众不但认识这个患者，还亲眼看到了他从轮椅上站起来，听众们很激动，演示还没有结束掌声就响起了。演讲结束后，亨奇走到讲台前，大家起立鼓掌。肯德尔接着发言，并强调了基础化学是如何构成新药物的基础。不久后，1950年，亨奇、肯德尔和赖希施泰因联合获得了诺贝尔奖，这可是诺贝尔奖历史上前所未有的速度。

我们现在知道，当我们的肾上腺在应对压力时产生的激素中，有一种对免疫系统特别重要的激素，即皮质醇。皮质醇为人体处于压力状态下而准备，比如身体的对抗或逃跑反应：提高我们的血糖水平，并为肌肉扩张血管，为身体做好立即行动的准备。重要的是，皮质醇还能使免疫系统安静下来，也许是为了防止身体在压力下引发炎症反应或过度发作，也可能是因为免疫反应在战斗或逃跑的情况下并不重要，能量最好用在其他地方。总的来说，皮质醇对人体有着不可思议的影响，它影响了人类23000种基因中约五分之一的活性。

物质X、化合物E、物质Fa、化合物H或更多类似的，更准确地说，是默克公司合成的化合物，被命名为可的松（它与皮质醇密切相关，人体中的酶可以将其中一种转化为另一种），它很快成为历史上最抢手的药物。三年来，当默克公司制定大规模生产的方法之前，出现了可的松饥荒。即便如此，对于可的松是如何起作用的，人们还是不太了解。在那个年代，随机临床试验才刚刚开始使用，对于免疫系统的组成知之甚少，因此对这种激素的需求以及如何使用它，包括治疗的剂量和患者类型，都来自特别的观察、谣言和轶事。很多事情就是这么凑巧，合适的时间、地点和人物，一切看起来这么幸运。如果今天有人建议，一种影响人类五分之一基因活性的化合物可能会成为一种有用的药物，没人会把这种说法当回事，因为听起来混乱和复杂，不太可能成为现实。

尽管一些媒体把可的松渲染得神乎其神，但亨奇心里明白，可的松仅仅在一段时间内缓解类风湿关节炎症状，并不是神药。他说："可的松只是个灭火的消防员，而不是重建受损房屋的建筑工人。"更重要的是，类风湿关节炎患者多次服用大剂量可的松之后，虽然病情得到缓解，但很明显的副作用开始出现了，包括肌肉无力、疲劳和体重增加。当上帝关上一扇窗，就会打开另一扇窗，就在可的松副作用被发现的时候，它真正持久的医学重要性出现了。研究发现，可的松不但可以治疗哮喘（以及一些其他疾病），而且，其治疗剂量远比治疗类风湿关节炎所需要的低。自那以后，可的松及其衍生物（通常被称为类固醇，用于命名这种具有相似化学结构的化合物），已经逐年地成为世界上使用最广泛的处方药物。

皮质醇本身也被当作一种药物，在这种情况下，它通常被称为氢化可的松，例如，做成一种霜剂，可以应用于皮肤以减少肿胀或治疗轻微刺激。还有一种非常类似于皮质醇的合成化学物质地塞米松，在抑制免疫反应方面的作用大约是皮质醇的 40 倍，用于治疗风湿性炎症、皮肤病、严重过敏等疾病。其他类似于皮质醇的药物也被用于哮喘的预防吸入器。

很多医学科普图书都喜欢从患者亲身体验入手，期望引发读者的情感共鸣。出版商也鼓励我写出我探求科学的故事，我问当时十二岁的儿子，他对他的哮喘吸入器有何看法。他看着我，没说话，脸上的表情好像我在问他："我们今天去火星，好吗？"然后，他留下我一人，走出了房间。这件事情让我领悟到一点，许多患有轻度哮喘的人不认为自己是个患者，也不希望别人把他当作患者。吸入器已成为我家日常生活的一部分。

令人惊讶的是，诺贝尔奖之后，亨奇和肯德尔的科学生涯并没有达到人们所期望的辉煌。虽然没有正式诊断，但包括亨奇的儿子约翰在内的许多人都认为，亨奇在获得诺贝尔奖后变得抑郁了，或者至少他的行为举止发生了变化。当一些科学家和临床医生因为可的松的副作用而对亨奇进行批评时，他却将其视为个人问题。他的儿子回忆说，和其他人一样……父亲没把自己的工作和生活分开，别人对其工作的指责反噬了他的身心健康。

亨奇曾计划写一本关于黄热病史的书，这个话题并不像听上去那么神秘：美国陆军医生证明了一位古巴科学家的观点，即这种疾病是由蚊子传播的，这导致了人道主义医学和伦理方面的新范式。为了挖掘这个故事，以他一贯严谨的工作作风，他花了20年的时间收集了数千份文件、照片和手工艺品，并采访了许多相关的医生和科学家。他收集的物品装满了153箱，这个过程使他成为一位伟大的生物学家。但他却意外去世了，享年69岁。这本书终究还是没有完成，成了他一生的遗憾。

　　而对肯德尔来说，诺贝尔奖是他职业生涯的顶峰，之后就乏善可陈了。他1971年出版的回忆录里记载了，1950年获得诺贝尔奖后不久，因为诊所严格规定员工应在65岁退休，他被迫离开了梅奥诊所。他搬到了新泽西州的普林斯顿，在那里他专注于寻找另一种肾上腺激素，其中一种被认为类似于维生素C，事实证明，他花了20年时间寻找一种不存在的物质。人生就是这么跌宕起伏，阴晴不定，谁也不能永远停留在顶峰。至于发现了世界上最重要的药物、获得诺贝尔奖，这一切都转瞬即逝了。

　　作为世界上最重要的药物之一，皮质醇的发现为我们的大脑和身体之间的联系开辟了分子基础的研究方向。在笛卡儿（Descartes）提出身心分离理论350年后，皮质醇将两者结合在一起，展示了压力这种精神体验是如何在人体内产生一系列生理效应的。关于精神状态和免疫系统之间的复杂关系，既吸引人，又成为正在进行的调查中有争议的话题。

　　现代医学对压力的理解始于1936年，由汉斯·塞利（Hans Selye）发现。汉斯·塞利生于维也纳，后来在蒙特利尔麦吉尔大学（McGill University）工作。他发现，暴露在不同类型有害环境中，比如外科手术、药物或低温，老鼠表现出了类似的生理反应，与环境的确切性质无关。起初，他的工作无人问津，但很快他就多次获得诺贝尔奖提名。在1982年去世时，他享年75岁，已经发表了1600篇文章和30本关于压力的书。塞利认为，压力是"身体对任何需求的非特异性反应"。正如他在一本畅销书中所写的："在战斗中受伤的士兵，担心当兵儿子安危的母亲，看赛马比赛的赌徒——不论输赢，包括马、骑师，他们都承受着压力。"有记者问塞利，现代人的压力是不是变大了，他回答说："人们经常问我这个问题，甚至把我们的生活与穴居人的生活进行比较。他们忘记了穴居人同样压力大，只不过担心的可能不一样罢了，也许是睡着的时候怕被熊吃掉，或者怕死于饥饿。虽然这些事情现在很少有人担心了，但这不是现代人压力更大的证据。他说："各有各的担惊受怕。"塞利还经常强调，压力并不都是坏的，也可能是生活的调味品，也可以化为工作的动力。

正如我们所见，压力，来自考试、人际关系紧张或者剧烈运动，会导致位于肾脏上方的肾上腺分泌激素，其中就包括皮质醇。皮质醇的功能是让身体为活动的改变做好准备，而一个人血液中的皮质醇水平不仅会随着压力而变化，它们也会随着一天中的时间而变化，尤以早晚差距最大。早晨皮质醇水平最高，早上 7 时至 8 时左右达到峰值，晚上最低。人们普遍认为，早晨，人体会有一系列和起床有关的活动，这些都伴随着皮质醇含量增加。然而，皮质醇水平随着压力而戏剧性的变化，这样做会降低我们的免疫系统。皮质醇通过降低免疫细胞吞噬细菌、产生细胞因子或杀死患病细胞的效率来做到这一点。这在短期内是可以的，但如果压力持续存在，我们的免疫系统可能会持续变弱。

确实有证据表明，长期承受压力的人一旦感染上病毒，其症状更严重，愈合伤口的时间更长，接种疫苗的反应也不太好。各种压力都与免疫反应减弱有关，从工作倦怠到失业都是如此。即使像飓风、洪灾这样的自然灾害也能改变人们免疫系统的状态。许多临床研究报告说，压力会导致健康状况不佳，这导致许多人认为，过度紧张的生活方式可能会增加我们患各种疾病的风险，从自身免疫性疾病到癌症。然而，这个话题仍然存在争议，因为影响我们对抗疾病能力的因素是综合性的，很难分开评估它们。

为了探讨压力与健康之间的关系，由于人类难以评估，一些研究人员转而去研究实验变数更容易受控的老鼠。把老鼠置于这样一个压力应激模式内：将它放在隧道里，可以自由地跑来跑去，但却不能掉头。当老鼠最活跃的时候，这种压力应激模式经过一晚上，老鼠的免疫系统发生了巨变。此时，人为地让应激小鼠感染上流感病毒，结果，应该出现的免疫反应延迟了，进入受感染的肺部的免疫细胞数量也变少，细胞因子水平也变低。如果给应激小鼠预先服用阻断皮质醇作用的药物，它们的免疫系统就会正常反应。这是一个强有力的证据，表明压力和免疫是通过皮质醇水平直接联系在一起的。同样，受捕食者气味刺激或在冷水中游泳的小鼠，其控制念珠菌感染的能力也会减弱。

在人类中，照顾痴呆配偶的老年人对流感疫苗注射的反应减少了。还有证据表明，压力会影响我们对人类免疫缺陷病毒（HIV）的反应。我们的免疫系统可以在艾滋病最终发展之前控制病毒，但它所能持续的时间是因人而异的。在长达五年半的研究期间，在已感染HIV的男性调查人群中发现，如果他们压力高于一般人群，或者得不到太多的社会支持，其发展为艾滋病的可能性要增加2~3倍。另一项针对男同性恋者的研究得出结论，在隐瞒性行为的男性身上，艾滋病发展得更快，尽管其原因尚未确定。许多其他研究发现，受压力的人更容易重新激活疱疹病毒而复发。总体上，压力对健康的不良影响可能是生活方式与免疫系统之间关系消长最好的诠释。

除了压力，其他的心理状态可能也会影响我们的免疫系统，尽管还没有强有力的证据证明。例如，橄榄球运动员在比赛前感到愤怒或攻击性时，血液中的细胞因子水平会增加。这与的观点相吻合，即由于攻击性往往先于暴力，增强的免疫系统将有利于处理进入伤口的细菌。而愉快的心情也有助于免疫系统，俗话说得好：笑一笑，十年少。笑声可以带来心情的放松，会增加人们的免疫系统基因活动性。

虽然许多情绪都可能会影响免疫系统，但只有压力的影响被广泛接受，这就引发了一个思考：从成人彩色书籍到精神分析，放松的办法有很多种，其中究竟有哪些方法能直接增强我们的免疫防御能力；目前，有两种已经被研究出来，即太极和正念，大家认为确实有着积极正面的作用。

太极练习在中国早已发展成为一种武术，还有一种相关的锻炼方法——气功，都是舒缓、优美的冥想舞蹈动作。已经有很好的证据表明，太极可以帮助改善老年性关节炎患者的疼痛、提高身体活动能力，至于太极是否对免疫系统有好处，仍是有争议的。在一项研究中表明，1周3次，每次1

小时的太极课程会让老年人对流感疫苗有更好的反应。这是一个有趣的结果，但这类研究往往是看上去很美。第一个问题是，调查的人数太少。在刚刚提及的研究中，只有50人接受了测试，其中有27人参加了太极课程，23人没有参加。还有一些其他的研究是关于练习太极和健康之间的联系，参与的人数也很少。这就像是一种新药临床试验，第一阶段参与的人数都比较少，仅仅是为了测试这种药物的安全性，而不是它是否有效。而为了通过新药上市的报批，通常会在数千人身上进行测试，并与其他干预措施进行比较。

第二个问题是偏差。在测试太极对免疫反应影响的试验中，大约有一半受试者，研究者不清楚其是否真的是随机选择的太极，也不清楚他们加入实验之前是否练过太极，或者是对太极有好感。更微妙的是，控制组中那些不参与的受试者们，应该是参与另一项活动，即与太极无关，但同样是对老年人有好处的活动，比如那些与社会接触的集体活动，而不是目前实验中的啥都不做。

第三个问题，可能是最难解决的问题，那就是如何衡量结果。在所提到的研究中，测试了太极对老年人的影响，即测量接受研究的老年人接种流感疫苗之后，其血液中抗体数量的变化。虽然实验结果指向了太极确实对免疫系统有好的影响，但我们不知道，在老年人患上流行性感冒的时候，特定抗体水平的增加，是否真的有助于康复。因为，我们既不能抛开道德伦理，也不能置老年人的安危于不顾，真的让实验对象患上流感以此来测试太极的作用，这样做是有悖于人伦的。

总的来说，对 16 个临床试验的回顾得出结论：由于现有研究方法的缺陷，需要进一步积极设计大规模安慰剂对照随机试验。而针对太极、气功、冥想和瑜伽的另外 34 个试验，分析也得出了类似的结论：这些锻炼方法可以对免疫系统的某些标志物产生积极的影响，但是，没有足够的证据证明，当面对真正的感染时，这些锻炼方法是否可以改善免疫系统。不过，美国国家卫生研究院和英国国家卫生服务局仍然向大众倡议练习太极，认为太极不失为一种裨益颇多的运动方式。

这也许有助于我们真正了解很多事情。记得有一天，我家的孩子们缠着我和妻子，想买一个放在院子里面的蹦床，孩子们七嘴八舌地说着蹦床的种种好处，甚至搬出了美国国家航空航天局（NASA），说是 NASA 做了实验证明。NASA

这几个字让我有点吃惊，让我有了听下去的兴趣。原来，NASA 参与的蹦床实验很随意，可不像他们在月球上有那么严苛的工作计划。整个实验对象只有 8 名男学生，而且没有女同学的参加，另外，8 名男学生都穿着同样的耐克鞋。试问，如果他们穿了不同的鞋或者光着脚，结果会有不同吗？一项单一的研究是不能下确定性的结论的，所有的研究必须是具有重复性的；当然，我们相信科学家们排除了影响实验结果的细节，他们也成功地复制出了同样的实验结果。我们向孩子们指出，家庭蹦床存在安全风险，买还是不买，都要权衡好利弊。

蹦床是有益于健康的好东西，但买不买蹦床始终是小事一桩，是家庭或者自己就可以决定的事情。但是，老百姓可不想自己拍脑袋决定药物，大众需要的是经过严格临床实验的药物，由企业和政府双双盖章认证的用途和使用方法。而如何看待太极这类的锻炼方法，就落在了蹦床和药物之间的灰色地带。

和蹦床不一样，太极不只是一种锻炼方法，围绕着太极这个历史悠久的中国健身术，有着很多脍炙人口的故事，练习者们经常讨论如何运气于周身而达到平衡。事实证明，口口相传的故事是很有效的，往往是病情走向治愈的一部分。这就是为什么说出病情很重要，以及医生在病床边的言行举止、对疾病的描述以及下一步如何处理疾病的打算，都会对患者的预后产生很大的影响。太极的力量——源远流长的健身故事，我们很难用实验数据来测量它的力量。

另一个例子，最近出现了一种很热门的正念，一种无宗教色彩的、改善健康的锻炼方法。1979 年，免疫学家的儿子琼卡巴特·辛（JonKabat Zinn），他在马萨诸塞州医学院开发了正念，这是一种集中注意力来着力于瞬间意识的健身方法。作为喜剧演员、作家和正念医生，他提出："正念是锻炼集中注意力的一种方式：凝神关注之时，脑子里面很多嘈杂的、烦躁的东西渐渐远离，心情会放松，情绪会趋于平静。"

一项对总共 3515 名参与者进行的 47 个试验的回顾得出结论，正念确实可以避免压力、焦虑、抑郁和疼痛带来的负面影响。效果虽然不大，但与抗抑郁药的效果相似。在一项直接将正念与抗抑郁药进行比较的临床试验中，两者对复发性抑郁症患者的健康都有类似的改善作用。

除了帮助人们应对抑郁或焦虑之外，正念更广泛地作为处理日常压力的一种方式。对于爱好者来说，正念是解决我们这个时代最突出问题的理想解毒药：注意力分散。人们可能会认为，像太极一样，通过练习正念来减少压力，从而降低血液中的皮质醇水平，进而提高免疫力。2016 年，对 20 项试验共 1602 名参与者进行了分析，应验了这个想法。

研究发现，在确诊为艾滋病的患者中，正念确实可以降低某些炎症标志物、增加特定 T 细胞的数量；但有些其他指标，例如血液中细胞因子或抗体的水平，它们在一些试验中有变化，而在另一些试验中则没有受到影响。研究者总结道："我们提醒大家，不要夸大正念对免疫系统动力学的积极影响；应该等到这些实验成果可以复制，同时，还应该有更多额外的实验数据出现之后才能确认。"实际上，尚不清楚正念是否真会影响皮质醇水平，而且，不同的试验也得出了不同的结论。结果不尽如人意，但我们知道了正念确实有点用。

太极或正念能促进免疫系统吗？目前没有结论，究其根本原因在于，研究想继续下去的成本实在是令人咋舌。一般来说，一项规模足够大的临床试验，从开始到取得预期结果、通过 FDA 的报批，整个费用约为 4000 万美元。如果有唾手可得的利润在眼前，制药公司是非常愿意花费巨资去走报批流程的。但是，谁愿意花费巨资去测试一种像太极这样的、未获得注册专利的锻炼方法呢？

尽管皮质醇及其衍生物在医学上的重要性是显而易见的，但在我们的身体、大脑和行为是如何相互影响和作用的问题上，我们还需要了解更多。很明显，我们的免疫系统不仅是身体和其他有机体之间相互作用的领域，而且也是身体和头脑之间，以及我们的身心健康之间相互影响的领域。正如下文将要谈到的，皮质醇和它的衍生化合物甚至将我们与浩瀚神秘的宇宙连接在了一起。

时间和空间

白天不懂夜的黑，白昼和暗夜把地球上的所有生命与时间紧紧相连。大约25亿年前，地球自转就与生命系统共存，面对太阳的炽热和太空的黑暗，地球自律地转动；而我们周围的一切和所有的生命，如动物、植物、细菌和真菌们，都遵循24小时的周期，并适应了环境中这种规律和可预测的振动。

我们的基因、蛋白质、细胞和组织的活动盈亏圆缺，它们不仅仅是根据白天还是夜晚而起伏，而是有着自己特定的周期，带着人体穿越各种高峰和低谷，呈现波浪的曲线。我们深睡时间是凌晨2时左右；上午4时30分是体温最低的时间；睾酮的分泌在上午 8 时 30 分达到峰值；下午 3 时 30 分，我们反应速度最快；而下午 6 时 30 分，我们的血压达到峰值。夫妻最佳同房时间是晚上 10 时。

身体的日常节奏以各种方式影响着我们的健康。由于我们在夜间的警觉性、注意力和反应能力都有所下降，因此，工作中的事故更多发生在晚上，车祸高发在凌晨 3 时左右，而真正灾难性的事件，如切尔诺贝利核事故和艾克森·瓦尔迪兹号邮轮漏油事件，也往往发生在夜间。可怕的是，手术结果也会因一天中的不同时间而有所不同。如果患者在下午开始麻醉并手术，手术后呕吐或疼痛会稍稍严重一点，但也不会遇到大问题。然而，事情没有那么简单，还不是下结论的时候。例如，外科手术不成功，可能因外科医生所受的压力或疲劳、恰好安排了难度大的手术、患者愈合能力的改变、外科医生警觉性和注意力恰好在低谷等因素的影响。

为了检验一天中的各个时间段是否会影响免疫系统、又是如何影响的，我们需要剔除很多变数，为了做到以上几点，科学家们转而去研究动物。有相当多的证据表明，小鼠对感染的免疫反应取决于感染的时间。老鼠的活动特点是昼伏夜出。上午 10 时，正是休息时间的早期，此时给小鼠注射一剂沙门菌会引发更强的免疫反应；而如果小鼠在晚上10时被感染，那个时间段是活跃开始的时候，则会触发较小的免疫反应。在另一项实验中，已感染导致肺炎细菌的小鼠，如果在早上再次感染，此时反应最强烈。小鼠的免疫系统，或至少它对某些特定类型细菌的反应能力，在白天休息状态时更有效。粗略地说，我们人类也是如此，在我们处于自然休息的晚上，我们的免疫系统更强。

究其原因，正如我们在前一章中所看到的，免疫抑制激素皮质醇在夜间保持一个低水平；而另一个原因是，有更多种类的免疫细胞在夜间流经血液。然而，对于少数类型的免疫细胞来说，情况是相反的，例如，血液中某些类型的T细胞在白天的含量更丰富。因此，简单地以更好或更坏来形容白天和黑夜的免疫系统，似乎有点简单粗暴。虽然更多的证据还没有出现，但更准确的说法是，我们的免疫系统会随着白天和黑夜的更替，确实呈现不同的状态。

科学家们猜测，免疫系统也许以这种方式来处理在不同时间攻击我们的病菌。例如，许多致病的蚊子在夜间活动更活跃，因此，到了夜晚，免疫系统可以调节自己，以处理疟原虫和蚊子携带的其他细菌。这一想法的一个复杂之处在于，一些蚊子白天很活跃，例如传播登革热和寨卡病毒的蚊子，而亚洲的一些传播疟疾的蚊子也在白天或黄昏时叮咬。在白天和晚上对抗不同种类的细菌，我们的免疫系统到底有没有这个能力，这一想法不但很难直接测试，甚至有可能，我们的生物钟也可能对我们不利。人体内的寄生虫依靠昆虫的叮咬而到处流窜和传染，可能就是利用人体的日夜变化。到了晚上，寄生虫就聚集在皮肤上，为昆虫的到来做好准备。众所周知，火鸡身上的鸟类寄生虫就学会了一种技能——改变位置，方便被昆虫捕获。

我们的免疫系统随着时间而变化的这种状态，正如一位科学家形容的，"别无选择"。研究人员提尔·罗恩伯格（Till Roenneberg）说道："睡得好，是为了更好地保持清醒。"从这个角度来看，我们的免疫系统可能没有进化到这种地步，可以根据白天和晚上的不同时间，对某种特殊需求作出不同的反应；只是作为身体24小时周期的附加产物，可以优化身体对能量的使用。目前的共识可能是，人类10%~15%的基因会随着白天和夜晚而改变其活动，其目的是调节身体的各种新陈代谢过程，其中也包括免疫系统。

不管这些变化是否有利于免疫系统本身，它们都有许多意想不到的后果。哮喘的症状在夜间更常见，而由哮喘引发的突然死亡通常发生在凌晨 4 时；痛风，由关节或肌腱上的尿酸晶体堆积而激发的、人体不想要的免疫反应所引起的关节炎症，也会在夜间恶化。而风湿性关节炎患者则不同，他们往往在早晨深受关节僵硬的痛苦，这与夜间的免疫抑制激素皮质醇水平低下、免疫刺激细胞因子累积有关。虽然原因不明，与免疫系统无关的疾病也会受到影响：偏头痛通常在一天中的某一特定时间达到高峰，最常见的是在早上 9 时左右，牙痛的高峰在晚上 9 时左右。心源性猝死更有可能发生在早上 9~11 时，颞叶癫痫引起的癫痫发作在下午 3 时至晚上 7 时更频繁。总的来说，许多疾病的症状会随白天和夜晚而不同，受影响的程度也不同，但似乎并没有简单的规律可循。

这个 24 小时周期对我们人体而言，是不可或缺的和有深远影响的，如果破坏它，就会对人体造成伤害。众所周知，时差会迫使身体不得不调整一个新的时间表——光明和黑暗、活动和休息，那么，它带来的就不仅仅是疲劳那么简单了。为了弄清楚时差会带来什么，科学家们在老鼠身上重建了时差，人为控制老鼠的"白昼"时间，每隔一天提前 8 小时，持续 10 天，它们的健康也因此受到影响：肿瘤长得更快，癌症的存活率也降低了。在我们看来，长期夜班工作与患乳腺癌的风险增加有关。但这种关系并没有什么指导性意义，因为这个问题仍有待讨论：只有在 30 年或更长时间持续夜班工作的人群中，患上乳腺癌的风险明显增加；而其他因素，如缺乏锻炼，也可以增加乳腺癌的患病率。

为了观察夜班工作对身体的影响，科学家们模拟了一个类似夜班工作的实验。志愿者们在一个实验室里生活了 6 天，他们的正常睡眠习惯被推迟了 10 小时。这一实验改变了他们免疫系统的某些方面，例如，免疫细胞分泌细胞因子的高峰时间发生了变化；而其他方面没有出现明显转变，比如，在夜间，血液中特定类型的免疫细胞仍然更为丰富。

造成如此复杂后果的一个原因是，人体内不只存在一个计时系统，还有几个时钟同时在运行，它们既可以独奏，也可以合奏出恢宏的管弦乐。

人体的主时钟是管弦乐队的指挥，由位于大脑底部的下丘脑中的大约 20000 个神经细胞组成，这些细胞直接从我们的眼睛中得到信息。眼睛后部数以百万计的光敏细胞，叫作视杆细胞和视锥细胞，它们捕捉到外部世界的马赛克景象，向我们提供了视觉。但是，现代一些研究发现，下丘脑的主生物钟似乎也有其他的信息来源，不完全依赖光敏细胞。1991 年，罗素·福斯特（Russell Foster）的一项实验中，发现了一件不可思议的事情，眼睛不仅仅只传递外部世界的景象信息给大脑，那些因为视杆细胞和视锥细胞不能正常工作导致的瞎眼老鼠，仍然能够根据光和暗的周期来调节生物钟。随后，罗素·福斯特在伦敦帝国学院（Royal College London）宣布了这一发现，他认为眼睛中一定有另一种细胞，不同于视杆细胞和视锥细胞，其目的不是帮助形成世界的图像，这种细胞中的光感受器专门用来检测外界的亮度，而亮度大小，是为了控制生物钟。

科学机构很傲慢地回应了他的想法："瞧瞧，我们是已经研究眼睛 150 年的权威机构，你说我们错过了这么大的发现，你是认真的吗？"他们甚至拒绝了帮助他重新测试的请求。羞辱并没有停止，在一次演讲中，有观众一边走出会议室，一边喊着"你胡说八道"。虽然当时的科学界如此对他，福斯特并不气馁，他在托马斯·亨利·赫克斯利（Thomas Henry Huxley）的身上找到了安慰和支持。19 世纪中叶，托马斯·亨利·赫克斯利为了捍卫查尔斯·达尔文（Charles Darwin）的进化论而奋斗了多年，终于让世人接受了达尔文的思想。最终，福斯特像他的前辈赫克斯利那样，他持之以恒地积累证据，渐渐地，大家都接受了他的"天方夜谭"，即眼睛后面存在着一群少量的细胞，它们不是用来描绘看到的景象，而是对我们环境的亮度做出响应——一种大脑用来调节 24 小时节拍器的信息。

1999 年的伦敦国王学院，我第一次见到了福斯特，当时我正在为新建两层楼的实验室而焦头烂额。他的建议是，要快马加鞭地四处去申请研究基金，多多益善。他告诉我，你永远不知道什么会被批准，惊喜总会在哪个拐角等着你。福斯特经常说坚持就是胜利，事实证明这句话是正确的。

正如福斯特发现的那样，下丘脑的时钟可以从眼睛里面的特殊细胞中提取线索，但这不足以独自驱动身体的节奏。看起来在整场游戏中，下丘脑时钟起着指挥、协调整体的作用，但游戏中所有的玩家——我们身体里其他的细胞和组织——也都能保持自己的时间节奏，就像它们自己的基因、蛋白质的消长一样，各自独立。即使像没有自己的核或基因的红细胞，其活动也可以在没有任何外部信号的情况下，持续自主波动很多天。夜班工作人员的问题是，当他们改变活动、消化和睡眠的时间，影响了在各种组织和器官中运行的时钟时，大脑中的主时钟继续跟随白天和黑夜的光明和黑暗，那就导致指挥与乐队不同步。虽说我们可以从时差中恢复过来，比如说，当我们所有的生物钟都换上一个新的 24 小时周期时；但是，对于身体来说，没有简单的方法来适应夜班工作，因为在某些组织和器官中运行的时钟总是与下丘脑的时钟不同步。

在国际空间站，所有的生存条件变得极端和放大，扰乱我们生物钟的后果变得尤为明显。当国际空间站以每小时约 27353 千米的速度环绕地球时，宇航员在阳光下 45 分钟，然后在黑暗中 45 分钟，他们在航天飞机上面绕着地球转 16 天，相当于地球上的一天。一项对从事航天飞机任务的 64 名宇航员和国际空间站上的 21 名宇航员的调查显示，大多数人服用药物来帮助睡眠。在 6 个月的时间里，从空间站宇航员身上多次采集血液，检测各种指标显示，他们的免疫系统处于混乱状态。很多各种类型的免疫细胞在体内重新分布，激活阈值发生变化，T 细胞的反应减弱，变得不那么敏感。

据我们所知，国际空间站中没有人患过癌症或自身免疫性疾病。美国国家航空航天局有自己的行业要求，宇航员不应该因为这项工作而增加 3% 以上罹患癌症的风险。然而，与人们普遍的看法相反，宇航员在太空中确确实实遇到过医疗问题。这些疾病往往不是由最近发生的感染引发，大多数是因为体内潜伏已久的疾病造成的。自人类第一次登月活动开始，NASA 就采取了措施来防止这种情况发生。1970 年 4 月 11 日阿波罗 13 号发射前三天，指挥舱飞行员肯·马特利被后备飞行员约翰·斯威格特取代，因为马特利感染了另一名阿波罗宇航员查理·杜克的麻疹病毒。马特利是个幸运儿：他因病躲过了阿波罗 13 号的氧气罐大爆炸，随后跟着阿波罗 16 号登上了月球。由于宇航员的职业特点，他们的免疫系统容易陷入紊乱，导致体内处于休眠状态的病毒被重新激活，比如，水痘病毒就可能重新被激活，从而导致带状疱疹。在宇航员的短期和长期任务的记载中，各种病毒（巨细胞病毒、爱泼斯坦－巴尔病毒和疱疹病毒）都曾经被重新激活。不过，据我们所知，这并没有导致任何人在太空出现健康问题；换句话说，虽然病毒已经活跃并成倍增长，但宇航员并没有表现出任何疾病的症状。当然，也有可能很多记载被封存在历史资料中，不对外公布，不为外人所知罢了。

随着潜伏病毒的再激活，空间站的几名宇航员已经出现了皮疹。曾经分析过一例宇航员的血液样本，皮疹与免疫系统的变化有关，包括其 T 细胞的功能降低和其血液中细胞因子的水平改变。该宇航员的皮疹与涕泪横流同时出现，表明有过敏反应的存在。这些宇航员在上天之前从来没有出现过这些症状，而且，在他们返回地球的几天内，症状就会消失。随着在太空中执行任务的压力变大，甚至包括每一次太空行走之后，症状也同时达到峰值，这完全符合压力使过敏反应恶化的说法。这一切几乎肯定是由于太空飞行对免疫系统的破坏而产生的。

过敏常见于太空站的宇航员，用于对抗过敏反应的抗组胺类药物，成为仅次于助眠的第二大常用太空药物。甚至发生了这样的插曲，由于抗组胺类药物的供应耗尽，在定期航天飞机对接中不得不运送更多的抗组胺类药物。因此，对于长期的太空任务，过敏症状的出现、潜在病毒的重新激活，以及自身免疫性疾病或癌症的可能性，都成为摆在面前需要解决的问题。布赖恩·克鲁根（Brian Crucian），一位免疫学家，担任了美国国家航空航天局的首席科学家——他梦寐以求的职位，负责监测宇航员免疫系统的情况。他认为，这可能成为人类火星之旅的最大障碍。但是，他说，太空飞行对身体还有许多其他影响，很难说过敏反应是不是更大的问题：除了免疫系统的变化之外，人体还会经历骨质流失、肌肉减少、心血管问题、视力受损和心理压力。简而言之，我们不是为外太空而生，人类是地球的产物，我们在漫长的进化过程中，很好地适应了这个地球的环境。我们的身体适应了地球表面的地心引力水平、昼夜24小时的循环、我们社会互动的方式，等等。如果人类真有那么一天会在其他星球上定居，那么，科学家们就要想出办法来"瞒天过海"，欺骗我们身体的各个系统，让它们误以为我们还没有离开地球这个家。

因为长期太空飞行声势浩大，充满挑战，在这过程中还有很多关于人类健康的问题需要学习。因此，当克鲁根谈到他的研究时，声音里透着抑制不住的激动。比如，研究由压力、隔离、限制、营养、运动、睡眠，或者是与地球不一样的明暗周期引起的健康问题——这些研究无论是在空间站还是在南极康科迪亚研究站，都距离最近的人类居住点有600千米以上，并且持续黑暗长达4个月之久——这可能会给我们所有人带来医疗福利，为未来人类寻找下一个定居点做好准备。全新治疗方案的推出经常来自研究机构、制药公司和大学医学院，但它们也可以来自意想不到的领域，比如，美国国家航空航天局探索太空的项目。

既然我们身体遵循着一定的日常节奏，那么，机会来了，药物治疗的效果也极有可能与时间有关。由于免疫系统的活动和疾病的症状随着白天和晚上而不同，所以，我们应该研究出每种药物一天中的特定服用时间。经研究证明，哮喘患者在下午3时到5时30分之间，每天服用1次吸入性的类固醇，比早上8时的效果好。事实上，这种用药效果相当于每天服用4次。他汀类药物被广泛应用于通过降低胆固醇来预防心脏病的治疗，由于体内胆固醇主要是在夜间产生，因此，建议在夜间服用他汀类药物（尽管不同的他汀类药物还是会有差别）。定时给药可能比目前的做法更重要，就像位居美国百大畅销药物前面的56种，包括榜首前7名靶向药物（针对随着时间变化而改变其活动的基因的产物），这些畅销药物中有一半左右在服用后只在很短的时间内有效。这些畅销药物中，服用后大约有一半药物保持很短暂的活力。因此，将服药时间和起到最大功效相匹配，可以很好地提高它们的效果。

说起来容易，做起来难。定时服药复杂又难以记忆，现实中，大多数患者很难严格地遵循服药时间。科学家们现在提出来的一个解决方案是自动服药装置，也许在不远的将来，一种柔软、可拉伸的凝胶状膏体，它带有电脑芯片和药物输送通道，以编程的方式给药，甚至智能到根据人体中提取的各种生理数据做出反应，比如，皮肤温度等。

　　就目前而言，疫苗接种是一个很容易实施定时接种的领域。一项研究发现，与下午相比，早上接种甲型肝炎疫苗或流感疫苗，人体会产生更强的免疫反应。然而，在这个小规模的试验中，接种疫苗的时间并不是随机的，因此可能还有其他因素在起作用：喜欢在早晨接种疫苗的人可能有一些特殊的特点，这也会影响他们对疫苗的免疫反应。匪夷所思的事情是，早上接种疫苗只对男性有益，而无论是早上还是下午，女性对疫苗的反应都是一样的。也许，人体固有的节奏对男性免疫系统的影响可能与女性不同，但这一点从未被直接研究证明过。而另一项小型研究表明，无论是在早上还是下午接种乙肝疫苗都是同样有效的。总的来说，在一天中的特定时间接种疫苗的作用尚未得到广泛接受。虽然，小规模的研究可以使任何新兴的想法看起来要么是幻想的，要么是有希望的，只有进行更大规模的研究才能真正检验这些朴素的想法。

　　在一些科学家测试现有疫苗与时间关系的同时，另一些科学家则在努力设计一种利用人体生物钟的疫苗。我们已知的是，通过使用针对特定免疫细胞受体的佐剂来提高疫苗的效果，比如 toll 样受体。如果在一天中 toll 样受体特别有应答反应的时候注射疫苗，可能会更有效，这个理论在老鼠身上得到了验证。实验中，小鼠接种了一种含有佐剂的疫苗，这种佐剂通过特定的 toll 样受体起作用；由于半夜是这种 toll 样受体做出反应的最佳时间，因此，半夜给小鼠注射疫苗的反应最好。数周后发现，在夜间接种疫苗的小鼠仍然显示出活跃的免疫力。对人类来说，这样的事情很有可能梦想成真。如果以较少的成本开发药物，即使只有小小的改善，也可能让数百甚至数千人活得更健康和更久。即使这种药物最终还是失效，但在失效之前，它仍然不失为治疗的一部分。

我们与时间的关系正在发生变化，这要归功于人类在 20 世纪，或者称得上历史上取得的最大成就之一：我们的寿命在不断延长。在东亚，这一变化在近代发生了戏剧性的变化，1950 年出生的人的预期寿命是 45 岁，但今天已经超过了 74 岁。虽然寿命的增加可以归功于儿童死亡率的下降，但在世界范围内，我们的平均寿命也变长了很多。在英国和美国，90 岁以上的人数在过去 30 年里增加了两倍。这给我们带来了一个新问题：如何改善我们的老年生活，使我们不仅活得更久，而且活得健康、有活力。

在美国，65 岁以上的人占总人口的 12%，但是却占了服用处方药人群的 34%，占医院住院人群的 50%。部分原因是，随着年龄的增长，身体对抗感染的能力变得越来越弱，例如，死于流感病毒的人中有 80%~90% 的人年龄超过 65 岁。同时，老年人对疫苗的反应也不太好。

随着年龄的增长，我们的免疫系统似乎出了问题，处于一种失控状态。这并不是说免疫系统会变得没有反应，而是出现了身体不需要的免疫反应，这种免疫反应引起了自身免疫性疾病。鉴于地球上现在 60 岁的老年人平均还能活 20 年，那么，了解我们的免疫系统随着年龄的增长究竟发生了什么，这成为目前一个非常重要的科学前沿。问题来了，什么才是真正的老龄化呢？

无论我们多么抗拒生命之光的逐渐熄灭，从我们的组成细胞的水平来看，衰老的步伐都是不可避免地越走越快。在实验室培养皿中，成人皮肤细胞在"挂掉"之前增殖分裂约 50 次，新生婴儿的皮肤细胞增殖分裂 80 次或 90 次，而老年人的皮肤细胞只增殖分裂大约 20 次。衰老的征象甚至在我们的基因中也是显而易见的，随着时间的推移，我们的遗传物质被修改了——化学物质会附着在上面，DNA 链折叠的方式也可以被改变——导致有些基因变得很容易被打开或关闭。

这些过程构成了所谓的表观遗传学的基础，即环境对基因编码性状的改变。另一种改变发生在我们染色体的末端，在那里可以找到重复的 DNA 片段，称为端粒。端粒的作用就像鞋带的塑料尖端，防止扭曲的遗传物质线圈在末端磨损或纠结在一起。但是，每次细胞分裂之后，端粒都会变短。我们不知道短端粒是否只是衰老的标志，就像头发变灰白一样，还是细胞衰老过程的一部分。端粒有可能暗暗地记录了细胞分裂的次数，以便让细胞知道什么时候停止分裂。

但是，还有一些细胞会使用一种端粒酶来增加端粒体的长度，这使得情况变得更加复杂。事实上，免疫细胞和癌细胞都使用这种酶来阻止它们增殖时端粒的缩短，这很可能是导致癌细胞永生的原因之一；尽管癌细胞可以进化出抗药性，但是，抗击癌细胞的曙光还是出现了——开发出可以阻止端粒酶发挥作用的药物。另有证据表明，压力造成的应激状态会影响端粒酶的活性。众所周知，压力对人的身体和心理有着巨大影响，那么这个观点也就不奇怪了。至少有一项研究证实了减少压力有改善健康的潜力，比如，发现在乳腺癌患者中，练习正念或太极与改善端粒的状态有关。

虽然我在文中举的例子并不多，但还是足以说明一点，老龄化对我们的细胞和基因有着深远的影响。不过，思考并没有停止，一个更大的问题出现了：为什么我们会变老？我们曾经认为，衰老，直至死亡，是一种确保物种持续进化的机制。对于任何要进化的物种，这种进化过程就是一个物种的特征随着时间而变化的过程，它是需要一代又一代的个体更迭来完成。然而，地球上的大多数生命活得都不够老，在真正衰老之前就死于捕猎、疾病、气候变迁或饥荒，因此，对动物寿命的内在限制并不可能产生很大的影响。另一种观点认为，动物在新陈代谢或暴露于紫外线时，产生了活性氧分子，随着时间的推移，它对遗传物质的损伤日积月累，而衰老是这个过程的副作用。虽然我们知道，随着年龄的增长，我们的基因受损的程度确实会增加，但这不能证明基因受损会直接导致衰老。这一事实倒是引出了另一种可能性——衰老可能是一种防御癌症的方式，细胞可能已经进化出一个过程，使自己不能在体内活太久，防止细胞经过一段时间遗传损伤的积累，最终导致细胞癌变。

当细胞过度繁殖，癌症就有可能发生。相反的情况是，当细胞衰老时，要么进入一个叫作凋亡的过程，直至该细胞死亡；要么进入一种老年期，在这种状态下，细胞仍然活着，但不再增殖。在体内积累了一生的衰老细胞，尤其喜欢在皮肤、肝脏、肺和脾脏中积存，兼具有益和有害两种作用。它们的益处在于，它们分泌有助于修复受损组织的因子；而害处则是，经过很长的一段时间，随着衰老细胞数量的增加，它们会破坏器官和组织的正常结构。衰老给我们身体带来了很多问题，而这些细胞就有可能是其根本原因。研究显示，清除了衰老细胞的小鼠，其在显示衰老迹象方面被大大延迟；即使是已经有衰老迹象的小鼠，当衰老细胞被清除后，它们的肌肉结构和体能也得到了改善。

最后一个值得提及的可能性是，我们衰老的基因之所以一代代地传下去，是因为在我们年轻的时候，它们对我们有一些积极的作用；而只有在我们繁衍后代之后，它们的负面作用才会显现出来，所以才没有被人体强烈排斥。总的来说，从基因、细胞和器官生理变化的水平来看，可以描述出衰老过程中发生的许多事情；但是关于我们为什么衰老，仍然是个开放性的结论，正确答案多半不止一个，大家不要听信那些所谓已经解开衰老之谜的妄言。

话题回到免疫系统，衰老之于我们的影响，在于身体产生的免疫细胞渐渐变少。不同的研究得出的结论略有不同，即有些类型的免疫细胞继续以稳定的速度产生，有些却没有，但总体上均有所下降。其中一个可能的原因是，产生免疫细胞的骨髓干细胞，会随着时间的推移而失去再生潜能，很可能是因为它们的 DNA 受到了累积的损伤（如前所述）。这方面的证据来自这样一个事实：癌症患者骨髓移植时，在建立一组新的免疫细胞的能力方面，老年人骨髓的效率就相对较低，这就是为什么捐骨髓不找老年人的原因。老年人的免疫细胞对疾病征兆的检测能力较差，对定位伤口或感染部位的蛋白质分子发出的信号，其反应可以称得上迟钝。虽然它们能像从年轻人身上分离出来的细胞一样快速移动，但却不能准确到达需要它们的地方，容易迷失方向。

这似乎印证了一个观点，即老年人的免疫系统较弱，但这可不是故事的全部。即使没有明显的感染迹象，老年人的血液中也经常会出现活跃的免疫反应，即细胞因子、凝血因子和其他炎症分子呈现高浓度水平，这种现象有时被称为"炎症老化"。为什么有些老年人体内会长期存在一种低水平的炎症，有很多理由可以说明，例如细胞受损或细胞衰老，导致免疫系统较难区分病菌和体内细胞及组织，尤其是面对从未遇到过的病菌时，其辨识能力很弱。笼统地说，老年人更容易引发免疫反应，但同样地，该系统在适度反应方面没有那么严格和准确。

免疫细胞的老化必然带来人体健康的改变，就像所有细胞老化一样，但这显然不能解释整个系统发生的所有复杂变化。再次强调一下，要想理解这一复杂的现象，即随着我们的年龄增长，免疫系统发生了什么，去了解系统的每个组成部分是有帮助的，但理由仍然不完整，我们还需要了解各个组成部分是如何相互作用的。影响不仅来自免疫细胞的老化，也来自整个系统的老化，这是该系统已经与病菌进行了几十年斗争的结果。

正如我们所看到的，每次我们抗击感染时，我们的身体都会优选并留下来一些对抗感染能力超强的免疫细胞，以防我们再次遇到同样的病菌。这些长命的细胞，即我们的免疫记忆细胞，可以让我们的身体再次遇到同样的病菌时，能够更快地抵御感染，这就是疫苗的作用机制和原理。如果你之前染上过一种病毒，比如说流感病毒，那么再遇到同样的流感病毒，你会很好地与它作斗争，但是下一季的流感病毒已经变异，我们就束手无策了。至关重要的是，这意味着老年人有更多的免疫细胞专门用于对抗先前遇到的感染，留下较少的免疫细胞用于对抗新的感染。

还有一个问题要重视，老年人的胸腺功能会退化。胸腺位于双肺之间的胸部，是许多新产生的免疫细胞发育成长的地方，T 细胞在那里发育之后，会到体内巡逻并寻找疾病的迹象。回想一下前文，T 细胞的受体带有随机形状的末端，使它们能够锁定并对各种其他分子做出反应。在这些 T 细胞中，如果偶然出现了一种受体，其可能引发对身体自身健康细胞的反应，这种受体就会在胸腺中被人体杀死和淘汰掉。因此，能够在体内巡逻的 T 细胞一定是那些对身体本身的细胞和组织没有反应的 T 细胞，并且时刻准备好检测外来的分子，如病菌的成分。新生儿初到这个世界，体内只有一个从母亲那里借来的临时防御，随着我们的长大，借来的防御功能渐渐消失，自身的免疫系统就必须建立起来；因此，孩童时期的免疫系统发展迅速，免疫反应最为强烈。与大多数器官不同，此时的胸腺是最大的。从青春期开始，胸腺对新制造的 T 细胞的观察能力开始下降，胸腺本身也会变小。曾经有人认为，在我们老年时期，胸腺萎缩得很厉害，以至于它根本不再允许新的 T 细胞的发育。但我们现在知道这个观点并不完全正确，它其实还是保留了一些活动能力的，大概相当于童年时期的 1%~5%。换句话说，成年之前制造的 T 细胞会用上一辈子，直至死亡。

　　一旦生产出来的 T 细胞很少带着全新的受体，人体的 T

细胞群就会受到一生中接触过的那些细菌的影响，因此能够对抗这些特定细菌的 T 细胞数量就会增加。随着年龄的增长，其他因素如运动和压力，也可能影响我们的免疫系统。有明确的证据表明，我们的免疫系统并不是由我们的基因遗传来决定的，而是随着年龄的增长而逐渐适应和修改，这来自这样一个事实：同卵双胞胎的免疫系统有很大差异，尤其是在年龄较大的时候。斯坦福大学的一个由马克·戴维斯领导的国际科学家小组对 105 对健康双胞胎的免疫系统进行了 200 多种方法的分析，包括在注射流感疫苗之前和之后检测他们血液中不同免疫细胞的水平以及免疫细胞分泌细胞因子的能力。尽管人们早就知道，每个人的免疫系统各不相同，例如，每个人血液中不同类型免疫细胞的数量差别很大；戴维斯和他的同事们开始研究这种变异中有多少是遗传来的，有多少不是遗传来的。他们发现，免疫系统大部分依赖后天的因素，而不是我们的遗传。长期以来，很明显，先天和后天共同决定了我们的健康；但令我们惊讶的是，后天的培养在我们身体防御结构中起着如此重要的作用。

巨细胞病毒是一种常见的感染，通常不会引起任何症状（如果在子宫中胎儿被感染，则会引起问题），但是对免疫系统的状态有意想不到的持久影响。举例来说，如果年轻人体内存在巨细胞病毒，带来的是对流感疫苗更强的免疫反应。对双胞胎的分析也表明，年轻的同卵双胞胎的免疫系统远比年龄大的双胞胎的免疫系统相似。这意味着，随着年龄的增加，免疫系统也越来越有个性，我们也活出了自己的精彩，即便是同卵双胞胎，也终将分道扬镳，各奔东西。

　　每个人的独特经历造就了免疫系统的复杂性，也造成了研发针对老年人免疫系统药物的困难程度。不过，一切皆有可能，一个专为老年人量身打造的疫苗项目正在推进。我们可以复习一下之前的知识，先天免疫系统如何涉及 toll 样受体锁定有信号迹象的病菌，比如，关于病菌外层的 LPS 分子是如何帮助引发免疫反应；以及这种知识如何引导出另外一条路，即开发出可以复制这些信号分子的佐剂。为了量身定做给老年人免疫系统适用的疫苗，一种方法就是选择这样的佐剂，它能复制出让老年人免疫反应良好的病菌分子。举个例子，鞭毛蛋白（Flaggelin）分子，一种从病菌弯弯曲曲的突起中分离出来的、在所有年龄段中比较容易被免疫系统检测到的少数病菌分子之一；有一种抵御流感病毒的疫苗，因为也包括对付这种病菌分子，因此，其在老年老鼠和老年人群中的效果就比标准疫苗好。

完美治愈
——激发自身免疫力

选择在一天中的特定时间段接种疫苗可以取得最大效果，这个实验结果也可能对老年人特别有用。于是有了专门针对老年人群的实验，重点是测试注射疫苗时间，比如上午或者下午哪个时间更有效。实验显示，疫苗在上午9~11时注射，老年人接种疫苗一个月后，他们的血液抗体水平更高，看样子效果不错（虽然本书前面提到的一项试验表明，在疫苗接种时间的反应上，男女似乎有差异，但这里却没有发现这种差异）。虽然早上接种疫苗确实有优势，但确切效果还取决于疫苗针对的是哪种流感。实验中采用了三种流感疫苗，第一种早上接种比下午接种效果好，第二种的效果不太好，但第三种的效果就比较差了。也许最重要的是，目前还不清楚检测到的差异——血液中抗体的增加——是否一定会转化为对抗真正流感感染的能力增强，这很难直接检验。正如我们在讨论太极对免疫的影响时提到的，明知有挽救苍生的价值，但故意让一群人患病仍然是不道德的行为，这违背了科学精神。

珍妮特·洛德（Janet Lord），伯明翰大学（University of Birmingham）炎症与衰老研究所的负责人，而该研究所也是进行这项试验的地方。她认为，虽然流感疫苗是一种特别难接种的疫苗，但是通过这个实验，大家看到了定时接种的广

212

阔前景，在早上接种疫苗可以保护一半以上的老年人。为了印证这个观点，科学家们应该进一步做更大规模的，比如数千名志愿者的实验，以测试流感季节，在早晨接种疫苗是否可以保护易感人群。虽然设想的规模没有达到，但洛德对此很有信心，她认为，起码有一些种类的疫苗，在一天中的特定时间段接种的话，对老年人肯定是有效的。她这一观点得到了阿基莱什·雷迪（Akhilesh Reddy），伦敦克里克研究所一位研究员的赞同，他发现，细胞感染病毒之后的先天免疫反应，其程度，早上比下午强10倍，他认为这从侧面印证了疫苗在早上接种更有效。

即使洛德和雷迪的观点是对的，还有很多老龄化问题仍然没有得到解决。可惜没有出现逆转衰老的"神药"，本书这章内容只能是以遗憾收场，但是我呼吁大众和科学家们重视这一未开垦的领域里面，希望更多的人参与到这一逆转衰老的革命当中。

我这本书着重赞美了那些在科学的世界里，有着自由精神和冒险精神的孤胆英雄，他们凭着直觉跌跌撞撞，一路向前。就像在第一章里面讨论过的、人类先天免疫系统的发现过程那样，科学家们的创新貌似异想天开，却实实在在地让医学前进了一大步。还有一个必备的条件，那就是为高风险的项目、大胆的想法和个人的一时冲动提供资金。但我也希望政府具有战略眼光，带头资助一些对人类未来有益的项目。比如，洛德就接受了一个由英国政府生物研究机构提供资助的项目，她接受了这个挑战，开启了探寻人类免疫系统老化的征程。当然，她不是一个人在战斗，世界各地还有很多国家在资助科学家们探索未知。

正如我们所看到的，免疫系统的衰老和一般性的老化都是极其复杂的。要解决这一前沿问题，现在需要各种科学家的努力，包括免疫学家、医生、数学家、计算机科学家、化学家、物理学家、神经科学家，以及那些跨界的科学家。这种组合模式的团队，我们有成功的案例在前。1962 年 9 月 12 日，约翰·F. 肯尼迪（John F. Kennedy）在得克萨斯州的休斯敦发表了著名的"我们决定登月"（We choose to go to the moon）的演讲，这篇演讲被视为阿波罗登月计划奠基的第一铲土，他提出了一个在当时的情况下，许多人认为不可能实现的挑战——在 20 世纪末把活生生的人送上月球。演讲之前，美国国家航空航天局（NASA）就已经告知总统，要实现这一目标需要更长的时间，至少是 15 年；而且，当时根本不存在一枚能够将人带出地球轨道的火箭。当年的肯尼迪（Kennedy）

发表了很有远见的演讲，他在演讲中说："许多年前，有一位在珠穆朗玛峰上死去的、伟大的英国探险家乔治·马洛里（George Mallory），他被问到为什么要攀登珠穆郎玛峰。马洛里是这么回答的：因为它就在那里。同样，太空也在那里，我们要征服它，月球和行星也在那里，对知识与和平的新希望也都在浩瀚的星空里。因此，当我们开启从未有过的航行时，我们祈求上帝赐福于人类有史以来最危险、最伟大的冒险。"

是啊，我们的身体也在那里，它好像是一望无际的浩瀚星空，神秘莫测又充满诱惑，我们借助显微镜而不是宇宙飞船，探索人体的系统和子系统。我们会发现自身远比月球和行星更复杂，这将给我们带来知识与和平的新希望。我们将了解人性，了解人与人之间的差异和相似之处；我们将了解急需治疗的疾病，创造出新的分子来治疗它们。这条路是我们人类的不二之选，是通往美好、充实，尤其是让人类更加长寿的路。

银河护卫队

如果你关心科学新发展、新技术的话，你就会发现，事情都有两面性，没有什么是简单、绝对的，一切皆有深度。大家之前普遍认为，我们的免疫系统只攻击有害的入侵者，但事实并非如此，人体内的情况远比想象的复杂。按说，免疫系统不应该攻击我们自身，但这个观点却随着时间的推移发生了变化；有些细菌是无害的，不需要反应；而体内有害的病菌试图避免被发现，等等。为了实现这个听起来简单的任务——区分是否回应，并提供正确的响应方式——人体的"设计者"下了血本，设计出如星辰大海一样的细胞、蛋白质和其他成分，创建了一个存在于体内的"宇宙"，大家在其中各司其职，精细分工，和谐相处。当然，有时候会不明原因地陷入失败。

据我们所知，我们确保免疫系统不会攻击健康细胞的一种方法是，从干细胞中制备免疫细胞时，就已经对它们是否攻击自身做了测试，有企图谋反者就会被提前干掉。只有那些不攻击健康细胞的免疫细胞才允许在体内巡逻，四处搜索疾病的迹象。不过这个筛选过程并不完美，也许是"设计者"打了一个盹，错误时常发生，健康的细胞和组织会毫无理由地被干掉，这就是自身免疫性疾病发生的基础。

有超过 50 种不同类型的自身免疫性疾病，比如，类风湿关节炎、糖尿病、多发性硬化等影响到约 5% 的人，而其中三分之二是女性。治疗自身免疫性疾病的一大问题是症状常常需要经年之后才能变得明显，等到患者看病的时候，免疫细胞已经攻击健康细胞很久了，这就很难知晓最初的发病位置了，即免疫系统最早攻击健康细胞的部位。在正常情况下，免疫系统会对病菌的蛋白质分子发起攻击；不过，当健康细胞的蛋白质分子和它们相似的时候，就会造成"误炸"。不过，体内到底是个什么情况，在开发治疗自身免疫性疾病新药领域里，大家还没有达成共识。

完美治愈
——激发自身免疫力

自身免疫性疾病之所以晦涩难懂，是基于它是如此违反人性，这种攻击自己身体的做法，听起来是多么匪夷所思。现代疾病观始于 1876 年，那一年，路易斯·巴斯德（Louis Pasteur）发现了微小的微生物、罗伯特·科赫（Robert Koch）发现了微生物可导致疾病。这取代了古代的疾病观点，例如，现在听起来有点搞笑的失衡理论：黑色胆汁、黄色胆汁、痰和血液。除了这种思维转变带来的无数医疗益处之外，发现病菌可以导致疾病迈出了第一步；到了 1949 年，澳大利亚科学家麦克法兰·伯奈特明确阐述了这样的想法，免疫系统通过区分自我（我们身体自身的组成部分）和非我（外来物），从而达到保护我们的目的。1957 年，澳大利亚科学家麦克法兰·伯奈特（MacFarLane Burnet）发明了一个新单词"自体免疫"，用来描述一种可能由与细菌完全不同的东西引起的疾病：自体发起攻击，破坏自身细胞和组织。1964 年，在纽约举行的一次国际讲习班上，发布了两卷详细的篇幅共 980 页，阐述了这一观点。自那以后，人们普遍接受了这种新的疾病概念，也认可了自体免疫可能是许多人类疾病的基础。从此，自体免疫成为二十世纪医学领域让人拍案称奇的发现之一。

了解人体如何和为什么攻击自身的一个线索在于，科学家们发现，多种自身免疫性疾病的症状会出现在同一个人身上。比如，1型糖尿病是一种比较常见的自身免疫性疾病，它是由免疫细胞误伤了友军，攻击了胰腺中产生胰岛素的细胞引起的，从而导致胰岛素不足以调节血糖水平。然而，由于免疫系统无差别的攻击，一些患有1型糖尿病的人也有一些似乎与胰岛素分泌不足无关的问题，比如，由于免疫系统攻击甲状腺，导致调节身体代谢的甲状腺激素分泌不足；或者对麸质的免疫反应引起的经常性胃痛和腹泻，即乳糜泻（发音为Se-Lee-ac）。同样的情况也会发生在患有自身免疫性疾病的动物身上，实验观察那些具有遗传1型糖尿病倾向的小鼠，发现它们通常患有其他自身免疫性疾病。从人和动物身上我们可以发现，自身免疫性疾病的根本原因不一定发生在某一特定器官，而是由于整个免疫系统发生了什么事情，导致它区分健康细胞和有害细菌的能力被削弱了。

日本科学家岛口正一（Shimon Sakaguchi）认真地思考了这个问题。他意识到，找出导致人体攻击自己的原因，将使人们更深入地了解免疫系统是如何工作的。这促使他研究自身免疫，将其作为了解免疫系统的途径，而不是一味地寻求治疗自身免疫性疾病的方法；但是，岛口正一并不知道正确的小路在哪里，只在此山中，云深不知处。世人很好奇，科学家们是如何开始科学之旅的，可以这么说，都是站在前辈成功的肩膀上，走上了属于自己的路。

1969 年，两位日本科学家——小井井明和谷仓太久的实验结果启发了岛口正一，他们偶然发现了一种在老鼠身上引起自身免疫问题的方法。这两位科学家是内分泌学专家，专门研究激素和腺体，他们正在着手研究激素是否会影响癌症的发展。为了做到这一点，他们手术切除了小鼠的胸腺，然后测试如果这些老鼠缺乏胸腺产生的任何激素，然后患上癌症会发生什么。出人意料，实验结果与性激素或癌症没有什么关系。这两位不是免疫学家，实验方向也与自身免疫毫无关系，但是，歪打正着，注定了他们的实验设想是不平凡的。

他们发现，将出生三天小鼠的胸腺切除，它们的卵巢就会被破坏。起初，两位内分泌学家专注于研究性激素，认为小鼠应该有补偿性的报复行为，意味着胸腺必须分泌对动物卵巢生长必不可少的激素。但是，这次他们错了，以往的经验和直觉似乎没有了用武之地。后续实验显示，小鼠的卵巢和其他器官都受到了免疫系统的攻击。我们现在知道的是，这是因为能够攻击健康细胞和组织的免疫细胞（尤其是 T 细胞）通常会在胸腺中被杀死；而在幼时切除胸腺的动物中，自身反应性 T 细胞还没来得及被杀死，从而导致了自身免疫性疾病。

　　随后，26 岁的岛口正一正式加入了小井井明的实验室（上述实验进行的地方）。在他的博士研究中，他重复了这个实验，移除了老鼠的胸腺，得到的结果与前辈一样；在此基础上，他向前推进了一步，得到了具有创新性的发现。1979 年至 1982 年，他花了三年时间才完成了这项实验，事后他回忆说："我似乎也没有想象中的那么兴奋。"他首先必须制造出他所需要的许多试剂，用来标记特定类型的 T 细胞，等等，这花了他一年的时间；然后每次实验都花了几个星期，他则观察每只小鼠发生了什么。多年的努力浓缩为几句话：移除小鼠的胸腺，它们就会患上自身免疫性疾病。随即，接种来自健康小鼠（同一近交系）的免疫细胞，令人惊讶的是，这阻止了自身免疫性疾病。实验中的 10 只小鼠可以在胸腺切除之前或之后注射一剂免疫细胞，无论是哪种方式，自身免疫性疾病都可以停止。换句话说，岛口正一发现了一种治疗自身免疫性疾病（在这之前这被认为是不可避免的疾病）的方法。

　　这真是一个令人印象深刻的发现，也是个有趣的现象，尤其是对于一篇博士论文来说，本来只是一个用来获得博士资格的实验，一个不小心，成了具有里程碑意义的科学研究。不过，岛口正一心里明白，这并不是一项立马能用于临床的发现，因为免疫细胞很难从一个人输入到另一个人身上（基因差异所致，而近交系小鼠之间很容易做到这一点）；在他的实验中，采用了切除胸腺的手术干预方法，老鼠通过这种非自然的方式引起自身免疫性疾病。岛口正一的实验并不是医疗临床上的突破，它的重要性在于科学理论的进步：他证明，在健康小鼠的免疫细胞中，必然存在着一些能阻止免疫反应、阻止自身免疫性疾病的细胞。

纵观科学历史，每一个让人难忘的瞬间都有着前世今生，都与过去有着千丝万缕的关系。某些类型的免疫细胞可以阻止免疫反应，这个观点远超之前的认知，之前的科学家只认识到免疫细胞可以启动免疫反应。20 世纪 60 年代到 70 年代初，正是由于当时的科学家们将不同类型的免疫细胞分离了出来，才真正推动了人类了解免疫系统的进程。按照今天的标准，这些方法是相当粗糙的，但在当时却实属不易。不同类型的免疫细胞被分离然后再混合，以测试不同的组合对病菌分子和病菌本身的反应。这直接揭示了免疫细胞是如何互助的，正如我们在第二章中所讨论的那样，发现了树突状细胞在启动免疫反应中起着怎样的重要作用。在 20 世纪 70 年代初，世界各地的几个研究小组陆续发现，加入某些类型的免疫细胞会抑制而不是促进免疫反应。当时，理查德·格申（Richard Gershon）和他的助手近藤和也（Kazunari Kondo）在耶鲁大学工作，他的一位同事建议说，英国《免疫学》杂志是一本倾向于认可非正统数据，宽容度比较高的杂志，于是，他在此发表了他们的上述观察结果。

关于某些细胞可以阻止免疫反应的想法，从一开始就争议不断。格申发现，很奇怪的是，阻止免疫反应的、发动免疫反应的都是 T 细胞。格申提出，T 细胞当中一定存在着与正常相反的一群细胞，他发明了"抑制性 T 细胞"一词来描述那些可以阻止而不是帮助免疫反应的 T 细胞。10 年后，近藤和也的实验印证了格申的观点，并且又往前进了一步，表明抑制性免疫细胞在预防自身免疫性疾病方面可能特别重要。不过，近藤和也没有使用格申发明的抑制性 T 细胞这一术语，他称这些细胞为自身免疫预防细胞，因为他不确定他们俩看到的是同一种细胞。他们本来可以见面讨论这一问题，但遗憾的是，一直都未曾谋面。在近藤和也的研究结果发表后不久，格申本应在他的科学生涯中登上一个巅峰；不幸的是，当他的女儿亚历山德拉（Alexandra）才一岁时，他却因肺癌去世了，享年 50 岁。

完美治愈
——激发自身免疫力

格申去世后，《纽约时报》（*New York Times*）登载了他的讣告，特别谈到了他在免疫学上的成就，将他的发现比作了月亮神秘的另一面。格申、近藤和也等人推出的这一强大的逻辑推理——免疫系统需要某种力量来踩刹车，科学界为此欢呼了一段时间。不过，还有其他方法来解释他们的观察结果。例如，解释近藤和也的实验的另一种方法是，移除胸腺的小手术也可以造成免疫系统的变化，最终导致病毒增殖。如果症状不是由自身免疫性疾病引发，而是由病毒引起，那么就很好理解了，接种健康小鼠的 T 细胞将有助于通过与病毒对抗来阻止这些症状。近藤和也虽然不相信，但也不能正式排除这种可能性。

当时，任何人都不能将抑制性 T 细胞与正常 T 细胞分离，这成为了最大的障碍。当时还是有分离它们的方法，但显得太粗糙。让我们回顾一下树突状细胞的发现，我在第二章中讨论过的，树突状细胞被分离出来才被广泛接受，发现其具有高于和超过其他类型免疫细胞的特性。如果没有办法鉴定和分离抑制性 T 细胞，就很难证明它们的存在，更不用说去弄明白它们是如何工作的。困难虽大，但这并没有阻止科学家们的猜想。

对于抑制性 T 细胞是如何工作的，人们提出了各种各样的想法——关于不同类型的 T 细胞如何相互作用，或者抗体如何相互黏附。事后看来，从 20 世纪 70 年代中期到 80 年代中期，是研究免疫系统的一个至暗时代，虽然涌现出了很多复杂的想法，但是没有测试工具来识别和操纵基因和蛋白质。诸多理论就像纸牌屋一样搭了起来，虽然看上去很美，却很脆弱。当时，很多新词发明出来，诸如独特型、上皮型和副瓣，虽然今天已经没人使用这些词了。在那个黑暗中摸索的时代，科学家们也发表了很多无用的论文。正如哈特利（L. P. Hartley）所写的那样："那个年代的免疫学家们似乎生活在异国他乡，操一口没人听得懂的语言，做着没人明白的事情。"

随着实验方法更加的严苛，最终，抑制性 T 细胞这个概念被质疑和到了被淘汰的边缘。1983 年，有人认为缺乏控制抑制性 T 细胞功能的基因组，这一观点成了摧毁抑制性 T 细胞的拐点。对于坚信抑制性 T 细胞存在的那群人而言，打击是不言而喻的；随后，致力于研究这些细胞的实验室发现，研究资金成了问题。抑制变成了一个肮脏的词：它是对数据的过度解释，变成了不良科学的同义词。"在免疫学领域里面，没有谁比抑制性 T 细胞的可信度更低了。"某位科学家在 1992 年写道。

显然，对于少数还在坚持不懈的研究人员而言，接下来取得的成就更显得难能可贵。有一次我问近藤和也，究竟是什么信念让他继续前进的，是什么支撑他一路走来？他回答说，其实很简单，他只是坚信一点，他研究的细胞和其他人称之为抑制性 T 细胞是不一样的，后者的特征似乎不符合他的实验室研究的细胞，这意味着他逃过了 1983 年的那一场劫难。近藤和也的自信不是来自于傲慢、自我或佛系，而是有数据背书，那些来自于他在实验中所掌握的数据。

工欲善其事，必先利其器，新技术又一次推动了科技的进步。开发出的标记工具，可根据 T 细胞表面的不同分子对它们进行标记，从而精确地分出不同类型。当新技术帮助科学家们打开一扇门时，必然带来的是科学界新发现的井喷效应。在这种情况下，1993 年由两个独立实验团队分别获得了重要的实验结果。

菲奥娜·鲍威尔用她自己的话说，之前她一直在追求成为一名在全世界奔波的会计师，但是当她母亲死于自身免疫性疾病——系统性红斑狼疮，这成为了她职业生涯的拐点，她认为医学研究在召唤着她。她在牛津大学（Oxford University）读博士期间，在英国免疫学家唐·梅森（Don Mason）的实验室里，她发现去除了部分 T 细胞的大鼠会发展为自身免疫性疾病。在她博士毕业后，她搬到了加州的帕洛阿尔托（Palo Alto），在一家叫作先灵葆雅（Schering-Plough）的美国公司拥有的研究所工作。在那里，公司分配给她的项目有点让她失望；于是，她决定先完成自己的计划，她决定在小鼠身上测试，如果移除一些 T 细胞，观察是否也会发展成自身免疫性疾病。当时，在她毫不知情的情况下，英姆纳克斯（Immunex）公司的研究人员也有同样的想法。

这两个独立的团队取得进展的关键在于——将小鼠 T 细胞分出了两种类型，第一组 T 细胞命名为幼稚 T 细胞，这是一群整装待发的防御队伍，它们的受体可与新威胁相容；不过，它们尚未遇见这类病菌，因此也没有被真正唤醒过。第二组 T 细胞由那些已被"打开"过，并在身体中使用过的 T 细胞组成。这是一组从事各种各样工作的 T 细胞，就如工蚁一般忙碌，其中包括清除感染后留下的 T 细胞，以便在同一细菌再次攻击时提供更强的免疫力，以及由人体自身的成分激活的抑制性 T 细胞。研究人员将两组免疫细胞分别注射到一组不同的小鼠中，所有这些小鼠都是经过基因改造而缺乏自身 T 细胞的，确保实验小鼠体内唯一的 T 细胞只来源于实验。

他们发现，注射了以前从未打开、未被唤醒的幼稚 T 细胞之后，在没有抑制性 T 细胞的情况下，幼稚 T 细胞会被激活并攻击小鼠的健康组织，从而在小鼠肠道中发展出自身免疫性炎症。这证明，在设计好的模式里面，尽管是这种不自然的情况下，正常的 T 细胞可以攻击健康的组织，并导致自身免疫性疾病。如果同一个小鼠注射一定剂量的、第二组有斗争经验的 T 细胞，小鼠自身免疫性疾病就停止了。这倒是完全与科学家最初的设想一致了，那些负责对抗病菌的 T 细胞也能攻击小鼠自身，导致自身免疫性疾病；但其他的 T 细胞，比如抑制性 T 细胞就可以阻止这一现象。两个美国研究小组在几个月内公布了他们的研究结果，证实了以上的发现。

与此同时，在日本，近藤和也发现了一种更精确的识别抑制性 T 细胞的方法。1995 年，他决定另辟蹊径，他没有像以前一样，根据细胞是否"打开"来分组；他发现抑制性 T 细胞表面有一种特别高水平的细胞因子受体蛋白，于是，他将具有这种受体蛋白的抑制性 T 细胞从小鼠免疫系统中移除。

为此，他从一只老鼠身上提取 T 细胞，并杀死那些带有特定受体蛋白的细胞。然后将剩下的 T 细胞注射到第二只小鼠体内（被设计成缺少自体 T 细胞），于是，第二只小鼠患上了自身免疫性疾病。这就意味着从小鼠免疫系统中去除抑制性 T 细胞就足以引起疾病，这直接支持了近藤和也的伟大想法：抑制性 T 细胞的异常可能是造成许多不同类型自身免疫性疾病的基础。

当美国国家卫生研究院的伊桑·谢瓦奇（Ethan Shevach）读到近藤和也发表的这个实验的时候，有点不敢相信自己的眼睛。虽然，他一直对所谓的抑制性 T 细胞的存在持怀疑的态度；但是，这个实验结果太惊人了，实验数据看上去又无懈可击，这让他不能无视这个实验结果。斟酌再三，他指派了实验室里的新人安吉拉·桑顿（Angela Thornton）负责重复近藤和也的工作。谢瓦奇实验室的结果向来是具有权威性的，是主流免疫学界的风向标。能否重复出近藤和也的实验，意味着近藤和也本人和实验是否成功就在此一举。

负责重复实验的桑顿发现，近藤和也所做的一切都是真实可靠的。在那之后，谢瓦奇不但承认了抑制性 T 细胞的存在和重要性，甚至，他把实验室的工作重点转移到了继续研究抑制性 T 细胞。作为《免疫学》期刊的主编，谢瓦奇一直备受尊重，他从之前的极力反对抑制性 T 细胞，到后来的 180°的转变，甚至自己也一头扎进了这个领域。近藤和也回忆说，更多的人，尤其是美国人，因为谢瓦奇的态度，开始关注起他的项目了。

谢瓦奇和近藤和也在 1998 年都表明，抑制性 T 细胞也可以抑制实验室培养皿中的免疫反应。与用活的动物做实验对象相比，这些实验更简单、更容易解释，并且帮助更多的科学家相信抑制性 T 细胞的存在。但是，到目前为止，所有的研究都是在动物身上或使用动物细胞进行的，还没有一项在人类身上做的实验。原因很简单，由于对抑制性 T 细胞存在的质疑，太少实验室在做类似的实验，更谈不上以人为对象了。最后，在 2001 年，在首次提出抑制性 T 细胞的概念 30 年后，六个不同的小组同时开启了寻找人类抑制性 T 细胞之旅。

现在看来，寻找抑制性 T 细胞之路是如此崎岖。从开始为这个概念而欢呼，到被踩在脚下，科学界似乎因为洗澡水太脏，干脆把婴儿和水一股脑都倒了出去。导致这种情况的原因是，当年还没有方法来分离抑制性 T 细胞，以便对它们进行详细的研究。但我自己的观点有点不一样，我认为这个时代的科学家们喜欢轻易地下决定，以至于出了错。免疫系统太复杂，我们不能期望每一个实验都能得出正确的结论。我们越来越意识到，就像谢瓦奇在国家卫生研究院的同事罗恩·杰曼（Ron Germain）所说，"我们在每一份报告中得到正确答案的能力有限"。随着科学的成熟，科学界的社会心理状态也随之成熟。

在人类抑制性 T 细胞被广泛接受之前，它背负着"不良科学"这个黑锅已有十多年了。为了摆脱以前的坏印象，新名字应运而生。从现在起，这些细胞被称为调节性 T 细胞，或称 Tregs（称为 T-regs，就像恐龙 T-rex，霸王龙）。躲在黑暗中几十年的抑制性 T 细胞，改名为调节性 T 细胞之后，迎来了巅峰时刻，终于站在了聚光灯下，并被认为是我们免疫系统的重要组成部分——银河护卫队。

1942 年，美国开始实施曼哈顿计划，最终造出了原子弹。这看上去和免疫系统风马牛不相及，但却是这项计划让调节性 T 细胞和免疫性疾病的研究迈上了新台阶。1947 年，在美国橡树岭国家实验室建立了哺乳动物遗传学实验室，以了解辐射带来的危害。这已成为一项持续了近 60 年、庞大的研究工程。在它的巅峰时期，名为老鼠之家的 9210 大楼，使用了 66 个房间，总共容纳了 36000 个笼子，每个笼子容纳了 1~6 只同性成年老鼠。该研究所所长比尔·罗素（Bill Russell）把一群老鼠放在他破旧的福特汽车后面，驱车前往内华达州的一个原子试验场，将它们暴露在核辐射之下，测试原子弹爆炸之后的身体状况。

爆炸之后，他把放射性老鼠带回橡树岭，在那里分析它们基因突变的程度。这些老鼠的 44 个后代，以及那些暴露于其他类型的辐射或诱变剂中的老鼠，陆陆续续在无数的实验中成为研究对象。有人可能在心里嘀咕，这么残忍地对待老鼠，似乎很不人道。但存在即合理，如果没有这些为人类殉道的老鼠们，我们就无法知晓辐射带来的危害，人类遗传病模型研究也难以为继。

橡树岭实验室最著名的老鼠群之一诞生于 1949 年。这些老鼠并没有受过任何辐射或使用过诱变剂，但很偶然，这些老鼠碰巧生下来就有明显的异常。免疫细胞集中在某些器官，导致该器官变大，小鼠过早死亡。1991 年，人们发现这些老鼠的问题在于它们患上了一种剧烈的自身免疫性疾病。在熟练掌握基因分析之前，花了六年的时间才发现，这些老鼠的基因组中有一个没法精确定位的区域发生了突变。在这个区域有 20 个不同的基因，最后一个被单独测试的基因被证明是一个单一的基因，这个基因已经被改变，导致了这些小鼠患上自身免疫性疾病。它是一个名为 forkhead box P 3 的基因，名为 Foxp 3（fox-p-3；这个冗长的名字来源于研究果蝇的一个相关基因，其突变导致这种昆虫长出分叉）。一个小片段的 DNA 偶然插入这个基因中，阻止了该基因正常工作，并导致自身免疫性疾病。

基于这种基因突变对动物的巨大影响，科学家们猜测，人类相同基因的突变很可能也会导致疾病，这一点很快就被证明是正确的。在人类罕见的 Ipex 综合征（免疫失调、多内分泌病、肠病、X-连锁综合征）患者身上，发现了 Foxp 3 的基因突变。这种综合征非常罕见，其发病率不为人所知，其特征是对多个器官发动势不可挡的自身免疫攻击。

以上的现象引出了一系列的为什么，比如，Foxp 3 基因的作用是什么？什么故障导致了自身免疫性疾病？这时，一条线索浮现出来，Ipex 综合征的症状类似于小鼠体内调节性 T 细胞被移除后出现的自身免疫性疾病，这就让人将 Foxp 3 基因与调节性 T 细胞联系起来。

完美治愈
——激发自身免疫力

2003 年，有三个研究小组，一个是日本近藤和也领导的，另外两个小组在美国，由亚历山大·鲁登斯基（Alexander Rudensky）和弗雷德·拉姆斯戴尔（Fred Ramsdell）分别主导，他们几乎同时发现 Foxp 3 基因的活性确实与调节性 T 细胞有关，而且对其发育和功能至关重要。事实上，这一基因的活性有能力将正常的 T 细胞转化为调节性 T 细胞，从而将细胞的作用从增强转化为抑制免疫反应。这本身就是一个戏剧性的发现：一个单一的基因，通过打开或关闭，居然可以改变一个细胞的核心性质。这个 Foxp 3 基因之所以如此强大，是因为它可以编码一种蛋白质，这种蛋白质直接控制着大约 700 个其他基因的活动。Foxp 3 基因成为一个主控基因，是整个基因网络中的灵魂之所在。

随着这一发现，对调节性 T 细胞的研究成果集中爆发了。Foxp 3 基因是可靠的细胞标记物，这使得调节性 T 细胞能够被追踪、分离和系统研究。随后的研究显示，调节性 T 细胞以一种以上的方式防止不必要的免疫反应。他们分泌细胞因子来抑制局部的免疫反应，并且他们可以通过触碰而关闭另一个免疫细胞的活动。研究显示，体内有一个地方的调节性 T 细胞特别丰富，那就是肠道。在肠道，免疫系统必须特别擅长区分什么是有害的，什么是无害的，就如鲍里

（Powrie）所说的，会区分"鲑鱼和沙门菌"（因为英文中的鲑鱼 Salmon 和沙门菌 Salmonella 类似）。

不夸张地说，肠道中的调节性 T 细胞从事的是免疫系统中最难的工作之一。通常情况下，免疫系统应该对体内发现的病菌做出反应；但在肠道中，调节性 T 细胞的任务是防止不良反应，一种针对有益的肠道微生物群而产生的不良反应。这些肠道微生物群有助于帮助消化植物分子，从中提取人体所需的营养和合成维生素，以此来换取在人体内的安逸生活；我们的免疫系统必须保持这种共生关系，而不是对抗和破坏这种和谐共处。

事实上，免疫系统所做的不仅仅是维持这种关系，它还会塑造这种关系。人体肠道就像个微小宇宙，不计其数的各种"星球"参与其中，关系错综复杂：那里有数万亿的细菌，几乎和整个身体中的人类细胞一样多，它们活着、正在死亡、竞争或合作中。再加上，我们的肠道里还存在着我们知之甚少的、无数的病毒和真菌。肠道微生物群，不但个体之间各有不同，还可以随着青春期、怀孕期间以及几乎每一种生理和病理状态而发生变化。甚至，肠道微生物群可以在我们每次进食或排便时都会发生变化；而我们的免疫系统必须能够

235

容忍这种变化，同时在需要时仍能启动强有力的防御。万一免疫系统打了一个盹，错过了外来的威胁，我们就容易患上由食物或饮料中的细菌引起的一系列疾病；同样危险的是，如果免疫系统陷入了歇斯底里，对有益的肠道细菌过度反应，因此而产生炎症，引起人体从轻微不适到慢性肠道疾病。

为了适当地调整肠道中不同细菌的行为，并在必要时保持其平衡，免疫系统会对各种肠道细菌复制和生长中产生的副产品——一种分子形式的代谢产物，进行"开"与"关"的控制。看到有益身体细菌的代谢产物时，免疫系统就会降低敏感性，抵消了发动攻击的冲动。同样，如果身体偏爱的细菌的代谢物水平下降，那么免疫系统就会以此作为一个信号，认为不受欢迎的、潜在有害的细菌已经开始取代正常的健康菌群。行动的号角吹响了，免疫系统随即保护我们和我们的好公民——肠道微生物群。这样，我们的免疫系统不仅能保护我们免受疾病的侵袭，它还直接维持了我们与肠道微生物群之间的和谐共生关系。

肠道免疫系统就像警犬一样，在肠道内四处逡巡、搜索有麻烦的地方。它有一种特殊的本领，可以感应到分子是在细胞内正常工作还是跑到了肠道中；例如，当细菌或病毒破

236

坏完细胞之后，细胞内的碎片分子就到了肠道内，免疫系统就会注意到细胞已经破裂的事实。当这些分子还在细胞内辅佐其复制或移动时，免疫系统就会和它相安无事、和平共处；而这些分子因为种种原因跑到了细胞外面，就成为蝙蝠一样的不祥之兆，其释放出的信号被视为危险信号，急需免疫系统去处理。

2003 年提出的 Foxp 3 与调节性 T 细胞之间的联系，居然和十几年前波莉·马辛格（Polly Matzinger）的想法不谋而合。1989 年，波莉·马辛格任美国国家卫生研究院（NIH）T 细胞耐受和记忆研究部门的负责人。她深入思考了詹韦的建议，即免疫系统不仅仅检测与身体无关、外来的事物，而且专门检测病菌。而进一步的推论是，身体不是无差别地对所有病毒或细菌产生免疫反应，只需对有潜在危害的病菌作出反应即可。波莉·马辛格总结说，一个有效的免疫系统只需要防御危险的东西，并且她提出了一个观点，即感知对身体的损害才是免疫系统工作的首要原则。

1994 年，她发表了这一观点，在免疫学界引起了一场骚动。有一方声称，她的论断与 16 世纪哥白尼学说一样具有革命性：在哥白尼学说之后，人们不再认为地球才是宇宙的中心。另一些人则提出疑虑，认为作者得出的推论很难通过同行评审。有些质疑的原因可能无法摆在桌面上，比如，她进入科学界之前的经历看上去不那么正统，她曾在丹佛的一家俱乐部玩过爵士乐、扮过花花公子兔女郎。而且，她还因为淘气而出了名：她曾经发表过一篇论文在世界上最优秀的科学期刊之一，文章内容不错，可是她瞒着编辑，将她的宠物狗作为了合著者。最终，纸包不住火，编辑因此勃然大怒，禁止她在该杂志上发表任何论文。一直到那位可怜的编辑去世，波莉·马辛格整整16年没有在这本杂志上发表过文章。多年之后，事情反转了。当国家卫生研究院开始考虑她为永久教职员工时，他们得出结论认为，狗作为合著者并不是什么欺诈行为，因为这只狗造访过实验室，狗狗对这项研究的贡献不亚于其他人类。

　　时隔多年，关于免疫系统如何工作，波莉·马辛格的观点已经没有那么大的争议了，有大量的证据表明，体内肠道和其他地方的免疫反应是由受损的细胞、器官和组织发动的。我个人的观点是，波莉·马辛格的想法不能取代其他观点，也不能认为免疫系统工作原则只有一个。实际上，免疫系统会区分自我和非我，它可以检测病菌并对危险做出反应，它可以在一片混乱中，有条不紊地做完所有这些事情。我们

的免疫系统使用了一系列的机制，不是单一的原则能完全囊
括其工作。

　　我举一个例子来说明一下免疫系统的复杂性：有一种警
示信号会在肠道内壁损坏时释放，但是，它的出现并没有激
活正常的 T 细胞，而是激活了调节性 T 细胞；这意味着，
这种行为更倾向于关闭免疫系统。这说明了一点，尽管损害
很有可能是感染所致，需要免疫反应来帮忙；但也需要抑制
一下免疫系统，以防其失控和溃败，造成更多的损害。这种
警示信号抑制免疫反应的水平会被其他分子的水平所改变，
包括细胞因子，其本身就是入侵细菌水平的标志。这是一个
由小分子组成的内部小宇宙，其中星星点点的星球是由代谢
物、警示产物和细胞因子组成，反映了不同的肠道细菌、入
侵病菌或受损细胞的存在，所有这些都是免疫系统潮起潮落
的标志。

　　这种复杂的触发和抑制也是由我们每天吃的食物调节
的。众所周知，我们的肠道细菌从事着一项很重要的工作，
那就是帮助消化水果、蔬菜或谷类谷物中的纤维，否则我们
的身体就会陷入困境。高纤维饮食对身体有着广泛的整体影
响，可以降低血压和降低患结肠癌的风险。它们还对我们的

免疫系统有着特别的影响，细菌分解可溶性纤维时会产生许多分子，这些分子又刺激了调节性 T 细胞的产生。至少在小鼠中，高纤维饮食会增加调节性 T 细胞的数量，这有助于预防自身免疫性疾病。

为了检验微生物群与免疫系统之间的关系，已经开发出了一些方法，用于生产大量微生物急剧减少的小鼠，它们可能是地球上唯一没有被其他生物殖民的生物。在一个没有任何微生物的设施中培育小鼠，给这些小鼠使用大量的抗生素，导致其体内几乎没有微生物群的存在。这些小鼠们有一个简单易懂的科学名字：无菌老鼠。它们可能是这个星球上唯一的存在，唯一没有被其他任何生物殖民的生物。它们从出生直至死去，其一生都关在密封的透明塑料容器中，喂食一些被辐射过的、已没有病菌的食物。在这两种情况下，当一只老鼠的肠道微生物被耗尽或移除时，它们的免疫系统发生了巨大的变化，包括调节性 T 细胞数量的大幅减少。尽管如此，这项实验中的老鼠在无菌设施中也能长寿，看样子，微生物群并不是绝对的必需品。通过进化，老鼠、人类以及所有其他动物和谐地生活在一个充满微生物的世界，就像我们适应了生活在一个有 24 小时周期、光明和黑暗交替的星球上一样；如果生存条件发生变化，我们身体的一部分，特别是我们的免疫系统，就会迷失方向。

　　自从现代公共卫生学出现以来，人体内的平均微生物群可能已经发生了改变，现在我们接触到的病菌比人类在过去几个世纪中所习惯的要少很多。体内病菌的密度减小，导致体内调节性 T 细胞数量也相应地减少，自然就放松了对免疫系统的限制，这可能是导致各种过敏（包括食物过敏和自身免疫性疾病）上升的根本原因，这符合在伦敦圣乔治医院工作的大卫·斯特拉尚（David Strachan）首次提出的"卫生假说"。1989 年，他通过一项对 1958 年 3 月出生的 17000 多名儿童的调查和计算显示，他们是否患有过敏性花粉热与他们出生的家庭大小有关，特别是与他们有多少兄妹有关。斯特拉尚从而推论出，大家庭的人多、病菌也多，感染的概率也大，但是，其中的小孩患上过敏性花粉热的概率却比小家庭低。说明早期的小感染可预防花粉热；而且，随着卫生水平的提高，过敏可能变得更加普遍了。从那以后，他的想法一直指导着我们对过敏的思考。

　　当然，"卫生假说"并不是提倡"不干不净，吃了没病"。毕竟，爱卫生带来的是传染病的急剧下降，利大于弊。我想，没几个专家会认为不爱卫生是好事吧，如果只是为了减少过敏，就把已经减缓或根除的传染病或寄生虫带回人间，我想这真是个馊主意。关于是否应该勤洗澡，大家也有争议。"卫生假说"并不提倡少洗澡，但也没有证据说明勤洗澡就会增加过敏或自身免疫性疾病的风险。另一方面，有证据表明，在农村长大的儿童很少患上过敏症。因此，也出现了所谓肮脏的环境反而有益于人体的观点。面对众说纷纭，科学家们关心的是——到底发生了什么？

为了回答这个问题，科学家们研究了生活在美国的两个相对孤立的农业社区：阿米什人（Amish）和哈特教派信徒（Hutterites），他们的祖先相似，但对哮喘的易感性不同。阿米什人的儿童患哮喘的情况相对较少，大约只有5%受到影响，而哈特教派信徒的儿童患上哮喘的概率大约高出前者4倍。比较这两个社区，它们都有大家庭、相似的饮食和儿童疫苗接种，但有一个不同之处是，阿米什人在小型的、单一家庭的奶牛场上使用传统的耕作方法，而哈特教派信徒则采用更大规模的机械化农业生产。两个社区的环境很相似，但阿米什人的孩子们住得离奶牛更近一些。摆在眼前的事实是，阿米什人很少患上哮喘，这一现象符合"卫生假说"：在小农场发现了很多微生物，它们对儿童免疫系统起了刺激的作用，这可能就是保护阿米什人免于哮喘的原因。

为了测试阿米什人和哈特教派信徒儿童的免疫系统状况是否存在差异，一个主要来自芝加哥和亚利桑那大学的研究小组开始了研究，分析了这两个地区的60名小学生血液样本，观察不同免疫细胞的数量以及基因的活跃度。他们发现，阿米什人儿童体内存在着先天免疫细胞识别细菌的迹象，并且一直处于低水平活动度。换句话说，他们的免疫系统不断地被病菌的存在刺激着，因为鲶鱼效应而不得已保持着一定的活力。

为了短平快地知道上面两个不同地区的微生物是否影响哮喘，实验中针对哮喘小鼠，给予其携带微生物的灰尘，灰尘分别来自阿米什人地区和哈特教派信徒地区的家庭。令人惊掉下巴的结果出来了，来自阿米什人农场家庭的灰尘，而不是哈特教派信徒地区的，居然可以抑制哮喘症状。这倒是与"卫生假说"不谋而合了，这表明来自阿米什人农场的微生物可以帮助治疗哮喘。不幸的是，这一戏剧性的结果并没有马上带来看得见的医疗福利。"我们可以这样说吗，如果把一头牛放在每个人的家里，小孩子就不会有哮喘了，哈哈哈。"正像研究小组中的一位研究员半开玩笑对《华盛顿邮报》说的那样，理想很丰满，现实很骨感。但随着我们的理解加深，我们发现了新的方法刺激免疫系统来阻止哮喘，比如，使用阿米什人农场灰尘中的病菌灭活版本。

抗生素的滥用也与过敏风险增加有关。在我们和细菌感染的战争中，抗生素是保证我们侥幸存活的重要方法，但是它们已经被过度使用，甚至被滥用。一方面，给患有病毒感染的人使用抗生素是绝对无效的；另一方面，因为现代农业广泛使用抗生素，抗生素已经渗入我们的食物和水中。因此，即使那些没有使用过抗生素的人也逃不脱其影响。众所周知，滥用抗生素的后果是，耐药性、杀不死的细菌出现了，其流行率大大增加。由于这个原因，世界各地的健康组织正在尝试使用更少的抗生素。然而，迄今为止很少被人讨论的是，抗生素也可能损害和改变我们的肠道微生物群，一群肠道的常住民。儿童、在怀孕期间的母亲使用抗生素与儿童哮喘有联系，但并不能证明使用抗生素会增加哮喘的风险；这种相关性很可能是由遗传或环境因素引起的，这些因素将家庭与需要使用抗生素的哮喘和感染联系起来。不过，我不能那么肯定的是——抗生素一定会改变人类的微生物群。

抗生素远不是影响我们肠道微生物的唯一因素，已知的另一个因素是我们生活的地理位置。调查显示，儿童自身免疫性疾病在芬兰和爱沙尼亚比较常见，但在俄罗斯的可能性要小得多。一项研究比较了芬兰、爱沙尼亚和俄罗斯儿童的微生物群。222 名儿童，在三年内每月进行粪便分析，以分析其微生物群中细菌的含量。与此同时，家长们填写了有关母乳喂养、饮食、过敏、感染、家族史和药物使用的调查问卷。这项规模巨大的工作表明，地理位置是影响婴儿微生物群的一个主要因素。除饮食、抗生素的使用和任何其他混杂因素外，芬兰和爱沙尼亚儿童中的某些细菌种类特别多，而其他细菌在俄罗斯人中更常见，特别是在一两岁的时候。

更重要的是，芬兰和爱沙尼亚儿童的微生物群中有一种占优势的细菌，其分子组成可以关闭我们的免疫细胞；而俄罗斯儿童中也有一种常见细菌，其含有的等效分子和前者有轻微的差异，虽然差别不大，但是往往会产生相反的效果——启动免疫反应。这一现象符合这样的观点，儿童肠道细菌的组成成分可以影响免疫系统的发育，而俄罗斯儿童常见的细菌可能有助于保护他们免受自身免疫的攻击，因为早期启动免疫反应有助于训练免疫系统，让其在以后的生活中做出适当的反应。再次表示遗憾的是，虽然这是一个重要的科学进步，但我们的目标仍然没有达成，想直接找到一种简单的治疗过敏、自身免疫性疾病的方法，那是难上加难。在既不清楚副作用如何，也不明白患上过敏、自身免疫性疾病的风险有多大的情况之下，我们不能故意让健康的孩子接触细菌的混合物、细菌的分子。但目前有一个可以接受的干预方法出现了，即控制或补充我们吃的食物。

有助于肠道细菌繁殖的植物纤维或补充剂，即所谓的益生元，可能会使免疫系统处于对人体有利的状态；但在培育有益细菌时，难以做到的是，如何让那些近亲但有害的细菌种类不会跟着一起茁壮成长。另外一个主意是，食用含有活性益生菌的酸奶等食物，这也可以有效地改变我们肠道微生物群的组成，进而影响人体免疫系统的状态。目前，虽然益生元或益生菌在市场上很受欢迎，但并没有明确的证据表明它们确实对人体有帮助。关于食品补充剂的设计，目前的评价方式与药物不同，但其功能无疑会变得更复杂、更精确和更医疗化。

让益生菌变得更为复杂的一种方法是使用转基因活菌，这种升级的细菌在技术层面上不复杂，这是一个标准的配方，任何生物实验室都可以生产出来：混合细菌中加入一个新基因，添加一些化学物质，再来一点脉冲电力，恭喜你，完成了。现如今，插入人类基因也是件容易的事情了，早在1978年，就以这种方式改造细菌以生产纯胰岛素；这种技术的本质也是生产转基因活细菌所需要的技术，改造过的转基因活细菌可以直接添加到食品中。在老鼠身上，通过基因工程产生一种细胞因子，这种细胞因子通常来自调节性 T 细胞，可以缓解自身免疫性疾病的症状。虽然，目前的人类临床试验尚未达到这一目的，但我坚信一点，随着我们对调节性 T 细胞了解的深入，这种新药以及超越人类智慧之外的药物都会一一实现。这只是冰山的一角，新的征程才刚刚开始。

一直以来，近藤和也认为找出导致人体自身攻击的原因是正确的，这将使人们更深入地理解免疫系统是如何工作的。在他之前，大家达成的共识是，针对那些对自身成分作出反应的免疫细胞，我们会将其从免疫系统中清除出去，在胸腺中杀死它们，不给其到达血液的机会。但近藤和也和同辈的科学家们透露，情况远比这更复杂。该系统特别包括了能够检测身体自身成分的细胞，这些成分是用来抵御免疫反应的。已知的"正常"或"调节"T 细胞的分类，我们明白这只是冰山一角；因为事实上，T 细胞有很多种类，其多样性远超现在简单粗暴的分类方法。

确实，目前对免疫细胞的分类过于简单、粗糙。仅仅根据几个识别标记，通常是一个或两个专门的蛋白质分子，就将它们分成不同的类别，并对它们的能力进行解读：所谓自然杀伤细胞的白细胞擅长杀死癌细胞，巨噬细胞擅长吞噬细菌，等等。我们现在意识到有许多不同类型的自然杀伤细胞，许多不同类型的巨噬细胞，更进一步的是，每类细胞都包含许多子类别。事实上，有一项研究已经找到了一种方法，可以对成千上万种不同类型的自然杀伤细胞进行分类。正如前面所见，同一类别的免疫细胞中，有些细胞启动免疫反应，而另一些则是关闭它。更重要的是，每一种免疫细胞的表现各有特色，这取决于它在身体中的位置，比如，肠道中的免疫细胞比肺部更容易耐受细菌。坦率地说，很难理解免疫系统是如何实现它所做的一切的。另一方面，就像很难理解谷歌搜索一样，看上去很简单，在互联网上搜索几个单词也是日常生活的一部分；但在它的幕后，它涉及一系列极其复杂的算法，每个算法都有一个团队设计，他们的专业知识只占了整个团队的一小部分。

我们正处于健康革命的开端，已经走在了通往胜利的道路上，这并不是夸大其词。因为我们现在已经确定了免疫系统中的一些中枢部分：细胞和分子，当以药物刺激或停止它们的活动时，这些细胞和分子会显著地改变整个系统的行为。我们之前了解的是抗细胞因子，例如，仅阻断一种细胞因子，肿瘤坏死因子 TNF，就可以通过停止一系列影响来减轻关节炎的炎症反应——在这种情况下，通过切断免疫细胞相互触发的反馈回路，从而避免自身免疫攻击。当药物、食物、益生元或益生菌被开发出来影响调节性 T 细胞的行为或数量时，毫无疑问，调节性 T 细胞也是系统中的一个中枢，我们将在治疗过敏和其他自身免疫性疾病上发现新的方法。

与此同时，让我们来大胆预测一下，下一场革命会在哪个领域爆发呢？放眼世界，只有治疗癌症才是急需解决和突破的蓝海区域。在那里，小荷才露尖尖角，近几年科学家们了解和发现了另一种调节免疫系统的方法，据此而开辟了一个新的医学分支。

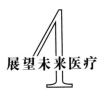

展望未来医疗

"每次吉姆遇到患者,他都会变得哭唧唧的。"吉姆·艾里森(Jim Allison)和帕德曼尼·莎曼(Padmanee Sharma)在2016年接受《纽约时报》采访时,帕德曼尼·莎曼这样调侃她的丈夫吉姆,吉姆在边上反驳说:"并不是每一次哦。"他们俩于2005年相遇,并于2014年结婚,他们俩都在得克萨斯州休斯敦市的安德森癌症中心工作。在他们相遇前十年,也就是1995年前后,吉姆·艾里森和他的实验室团队做了一系列实验研究,得到了一个开创性的发现,这一发现直接开创了癌症医学的新纪元。关于这一发现的炒作铺天盖地,艾里森收获了不少溢美之词;当时的肿瘤科医生们不得不承认一点,艾里森的发现确实改变了癌症治疗的游戏规则,它现在与手术、放射和化疗一起作为治疗某些类型癌症的主流选择。

这里我举一个例子。2004 年，22 岁的莎伦·贝尔文被诊断为第四期黑色素瘤，一种已经扩散到她肺部的皮肤癌。医生估计，她六个月的存活率只有 50/50。化疗已对她不起作用，"那种肉体上的痛苦、精神上的绝望是前所未有的。"她后来回忆道。所有的方法都用尽了，治疗似乎陷入了黔驴技穷的地步。不死心的她报名参加了一项由艾里森主导的、关于癌症治疗新药物的临床试验，当时的她颇有点死马当成活马医的决心。没想到的是，仅仅经过三个月的四次注射，她左肺的癌肿缩小了 60% 以上。在接下来的几个月里，她的肿瘤持续在缩小。最终，在经历了两年半的陷入死亡恐惧之后，她被告知病情有所缓解，奇迹发生了，她的癌症居然查不出来了，她终于长出了一口气。不过，遗憾的是，这种治疗并不适用于所有人。正如艾里森所说："现在比较明确的是，我们将有可能治愈某些类型的癌症。"虽然不够完美，但已经是癌症治疗革命性的一大步。

莎伦·贝尔文很幸运，她成为艾里森遇到的第一个从恶性皮肤癌中痊愈的患者。当时的场面很感人，她的父母和丈夫都在抑制不住地喜极而泣，一会儿笑，一会儿哭，而看到艾里森走进病房，贝尔文走上去，紧紧抱住了他。她说："没有什么词可以形容这种把命交到别人手上的那种感觉。"救人一命，何止是胜造七级浮屠，简直是拯救了全世界。大约两年后，贝尔文给艾里森发了一张她第一个孩子的照片，几年后，她又给他发了一张她第二个孩子的照片。大家应该可以理解艾里森了吧，医者父母心，看到变得健健康康的患者的时候，确实只能用眼泪来表达自己激动的心情。

这种新药可不仅仅止于一次性的成功，它陆陆续续挽救和延长了数千人的生命。认真考究其由来，并不是直线型的科研思维，当初的艾里森只是出于对免疫系统如何工作的好奇心，才开始了对细胞和分子的修修补补；并不是我们想象中的那样，一开始就奔着想治疗某种特定类型癌症或者其他什么疾病而去。随着艾里森对免疫系统所作的研究，我们也才刚刚开始了解其功效的冰山一角。

曾经有一种这样的观点，我们身体的防御系统似乎看不到癌细胞，或者可以这样说，癌细胞在防御系统面前是隐形的。这个观点的推理过程是这样的，由于癌症是我们自身细胞的异常繁殖和膨胀，很少是由微生物引起的，所以癌细胞中缺乏一种像病毒、细菌或真菌中的分子，因为这种分子导致微生物可以被免疫系统轻易认出来，反过来，因这种分子的缺乏导致癌细胞无法被明确标记为癌变。长期以来，人们普遍认为，癌症骗过了免疫系统，让其误以为癌细胞是无害的，导致癌症长驱直入。早在1943年，第一个证明免疫系统能够对癌症（不是由病毒引起的类型）做出反应的实验证据就已经发表，但这一观点持续争论了30多年。这是因为在实验中观察到的免疫反应可能不是由动物实验中的肿瘤引起的，而是由诱发肿瘤的化学物质引起的。最终，几种证据都指向了我们的免疫系统能够并且确实能对抗癌症：免疫细胞可以渗透到肿瘤中，当这种免疫细胞在实验室中被分离出来之后，它们仍然可以杀死肿瘤细胞。此外，科学家们发现，免疫缺陷型小鼠（特别培养的小鼠）尤其容易罹患癌症。

［注：免疫缺陷型小鼠顾名思义是指免疫功能有缺陷的小鼠，常见的免疫缺陷性小鼠有 SCID 小鼠、NOD-SCID 小鼠、Nude 小鼠等。按照获得免疫缺陷的获得方式不同可分为：先天性和获得（或继发）性免疫缺陷小鼠。获得性免疫缺陷小鼠是本身的基因型并没有问题，而由于后天的某些刺激因素，如营养不良、恶性肿瘤、药物、病毒等使得免疫方面有缺陷的小鼠。科研实验中更为常用的是先天（或原发）性免

253

疫缺陷小鼠，该类小鼠为遗传性缺陷病，可以导致对病原微
生物的高度易感性。]

比利时科学家蒂埃里·布恩等人的工作明确地证明了一
点，使细胞癌变的遗传和表观遗传变化足以让免疫系统检测
到。布恩发现，T细胞可以检测到一种人体内从未出现过的、
癌细胞中已经被改变的蛋白质片段。这一发现的含义在于，
在寻找入侵微生物的同时，免疫系统也有助于维持我们自身
细胞的完整性，并对细胞分裂时可能出现的有害基因突变进
行筛选。

所有的免疫反应都是多层次的，我们的身体对癌症的防
御也不例外。正如我们前面已经提过的那样，与T细胞相同，
被称为自然杀伤细胞的白细胞也能够与癌症作斗争，它们可
以向癌细胞中打包发送有毒蛋白质。不仅仅如此，为了检测
细胞何时癌变，自然杀伤细胞还具有不同的策略，其中涉及
一种特殊的蛋白质分子，正常细胞中通常不存在，但是它们
有时会在癌细胞的表面出现，所谓的"应激诱导蛋白"，这
种蛋白质我们曾谈到过。尽管如此，相对于流感病毒，癌细
胞不那么容易被我们的免疫系统识别出来，虽然，很难证明
这种猜测的正确性。

　　我们的免疫系统能够与癌症作斗争，这一发现使我们有可能通过利用或增强我们的免疫反应来更有效地应对这一疾病。事实上，这种称为免疫疗法的治疗手段，它有着悠久的历史。早在 T 细胞或自然杀伤细胞还不为人知之前，威廉·科利在 19 世纪 90 年代所做的一系列有充分记录的实验，常常被认为是免疫疗法的开始。时任纽约纪念医院的外科医生科利注意到一个现象，病房里一位患有颈部癌症的患者在患上严重的皮肤感染后，其癌症开始好转。这引起了他的注意，随后他在医学文献中陆续发现了 47 个类似的病例，这促使他开始系统地进行测试实验。他设计了一种被称为科利毒素（Coley's 毒素）的热灭活细菌混合物，将其有目的地接种到患者体内，看其是否能帮助癌症患者康复。回头看当年，那是一个机构评审委员会还没有出现的年代，一位 29 岁的外科医生凭着救人的热情和对科学的直觉就开始了人体试验，虽然是野蛮生长的状态，但很难判断其利弊。一个世纪后，正如我们看到的，艾里森对待人类试验的方式是慎之又慎，一方面是医学伦理的要求，另一方面则是各个国家政策的限制。

　　尽管科利毒素在一些患者中获得了成功，但其整体效果并不一致，特别是当其他医生试图复制这种成功的时候，问题就出现了，主要原因在于科利毒素混合物的纯度、比例等数据都在变化。事实上，正式的医疗机构从未接受过科利的方法，并解释说他的成功归因于最初对癌症的误诊。当年科利究竟用了什么，年代已久，很多资料均已尘封于岁月，已经无法探究其细节了。况且，英国的慈善癌症研究已经得出结论，没有足够的科学证据可以表明科利毒素可以治疗或预防癌症。不过，科利的医者父母心倒是一直流传下来了，有人接过他的接力棒，前赴后继地试图去和癌症作斗争。正如本书所描述的，史蒂文·罗森伯格（Steven Rosenberg）发现，细胞因子可以增强免疫反应，有时可以帮助一个人战胜癌症；随之而来的问题是，细胞因子同时也启动了各种免疫反应过程，掀起了免疫活动细胞因子风暴，可能带来有毒的，甚至是致命的后果。因此，在科学家们千方百计想利用免疫系统对抗癌症的过程中，唯有一个词可以概括其精髓，那就是精确性。如果我们可以精准打击癌症，只选择那些确实对此有反应能力的患者（等会我们会谈到这个问题）。艾里森的成功最重要的在于——关于一组精确的免疫细胞用于癌症的靶向治疗。

虽然科学家们一致认为，打开正确的一组免疫细胞很重要，说起来容易，做起来难，实际操作中的困难就在于如何做到这一点。精确操控免疫反应的一种方法是使用抗体——

这是一种我们所知道的、最精确的生物制剂。抗体，作为免疫系统的一个不可分割的部分，日常工作就是日夜不停地循环在我们的血液中，锁定微生物或受感染的细胞，要么直接让它们失能，要么标记它们、随后摧毁它们。抗体可以用来锁定几乎任何东西，正如我们在之前所看到的，用来阻断细胞因子的抗体可以治疗一些患者的类风湿关节炎。说起来，艾里森的突破性想法也是使用抗体，但其方式与以前使用过的完全不同。

艾里森实验的出发点是研究免疫反应结束的过程。当T细胞刚刚检测到一个受感染或癌变的细胞时，它们就会疯狂繁殖。经过几天的时间，几百个T细胞就可以变成数百万个。T细胞通过扩张具有正确受体的免疫细胞中的一小部分，来识别患病细胞；不过，免疫细胞的扩张显然不能永远持续下去。经过一段时间之后，在正常的免疫反应过程中，通常是在威胁被清除之后，T细胞和其他免疫细胞必须关闭和减弱一些免疫反应，让系统逐渐恢复到正常的静止状态。也许艾里森是这么思考的，通过停止这种"关闭"信号，不准免疫系统休息，免疫细胞可以持续被启动，导致免疫反应持续时间更长，可以更有效地攻击癌细胞。基于抗体可以用来阻止蛋白质活性的想法，艾里森的想法是找到一种方法来阻止受体蛋白，一种通常用来抑制免疫细胞活动，或者说是可以踩下免疫细胞活动刹车的受体蛋白。

艾里森的想法彻底反转了原来的科学思维方式，当其他人寻求一种方法来启动对癌症的免疫反应时，艾里森的想法是关闭一些东西："释放，而不是利用……抗肿瘤免疫反应。"正如他所说，这种方法的最大优点在于它的精确性：只有那些已经被打开攻击肿瘤的免疫细胞才会被踩刹车，而不是身体中的每一个免疫细胞都会被这种干预释放出来，这种方法被称为免疫检查点疗法。

艾里森很早就从学校毕业，十六岁就开始上大学，那时他就知道自己想成为一名科学家。不过，实话实说，最初的艾里森并不是奔着研究癌症去的。"根本不是这样的。"他说，他只是想了解 T 细胞是如何工作的。不过，他确实也是一直在考虑癌症治疗。因为癌症，他失去了母亲、两位叔叔，后来又失去了他的兄弟，在癌症治疗过程中，放疗和化疗破坏性副作用之大，让他一次又一次地看到了给他的至亲带来的痛苦。当时，T 细胞只是一种刚刚被发现的、特殊类型的白细胞。歪打正着，正是通过研究 T 细胞表面各种受体蛋白的作用，艾里森和其他人偶然发现了 T 细胞的制动系统。

人们常说，千里之行始于足下，站在十字路口，走向正确道路的第一步最重要，但谁又能说得清哪一步才是最重要的呢？没有人是石头缝里蹦出来的孙猴子，谁又不是站在前人的肩膀上呢？艾里森的发现也不例外。正如我们在第一章中所看到的那样，詹韦意识到，你身体中从未出现过的东西并不是引发免疫反应的唯一扳机和诱因，必须要有第二个信号的存在，詹韦认为这是对微生物的检测过程。而对波莉·马辛格来说，正如我们在前一章中所看到的，这是对危险事物的检测。在第二章中，我们看到了拉尔夫·斯坦曼的工作，在蛛丝马迹中，他是如何发现树突状细胞特别擅长检测微生物的。在检测微生物的过程中，树突状细胞通过其表面的共刺激蛋白向T细胞发出信号，提供了启动免疫反应所需的第二个信号，表明微生物或危险已经到来。树突状细胞上的这些蛋白质与T细胞表面的受体蛋白相契合，就像一把钥匙开一把锁，随着锁头"咔嚓"一声，彻底开启了T细胞的潜能。免疫学的历史发展到这一步，终于轮到艾里森走上了舞台，站在了聚光灯下，属于艾里森的表演开始了：随着对T细胞表面第二受体蛋白的鉴定认可，它与共刺激蛋白"解锁"的受体蛋白惊人地相似，大约有30%的相似度，但它在我们的免疫系统中的作用仍然是个谜。

完美治愈
——激发自身免疫力

这一神秘的受体被赋予了一个特别累赘的名字：细胞毒性T淋巴细胞相关分子4，或CTLA-4，命名的原因很简单，仅仅因为它是T细胞上鉴定的一系列分子中的第四个。巧合的是，这也是艾里森保时捷轿车的车牌号码。其实，并不是艾里森首先发现的CTLA-4。早在1987年，皮埃尔·戈尔斯坦（Pierre Golstein）在马赛的实验室就发现了CTLA-4，当时他的实验室的任务之一是发现哪些基因只活跃于T细胞而不是其他白细胞。他只是展示了他看到的现象，CTLA-4存在于启动并参与免疫反应的T细胞表面，而在静止的、等待疾病迹象出现的T细胞上则不存在。这表明，只有当免疫反应开始时，这种分子才会变得重要。非常遗憾的是，戈尔斯坦没有继续探究CTLA-4，因此也没有发现它的作用。命运和他开了一个玩笑，戈尔斯坦就这么与机会擦肩而过，无可奈何花落去，一声叹息。

现在我们想回溯过去的历史，想一一说出历年来有关的科学家们，他们为解开CTLA-4的奥秘所做的事情实属不易。2015年，当艾里森因他的工作获得了一个享有盛誉的医学奖时，《纽约时报》上的一篇文章评论说，这么重大的科研成果，只对一个人提出嘉奖，这样做似乎会误导民众。文中指出，经过分析艾里森论文中引用文章的情况之后会发现，他的成果是建立在 5700 个机构的 7000 多名科学家的工作之上的。这甚至不包括曾参与艾里森主导的临床应用的医生和患者，也不包括那些将实验室里面的一个分子转化为可以上市、可以用于患者的药物，将理想变为现实的制药业工作人员。另一方面，正如一位著名的免疫学家所写的："经过一代又一代的愚公移山，成功越来越近，但如果没有吉姆·艾里森的努力，免疫检查点疗法的发现会变得遥不可及。"在我看来，这两种观点似乎都是正确的，正是有了集体智慧的结晶和艾里森个人的突破性工作，才能让造福于人类的新药成为可能。

　　其中有个旨在揭示 CTLA-4 在体内如何作用的实验，其实验预期是该蛋白质受体有助于刺激 T 细胞，不出所料，实验结果与实验预期完全吻合。毕竟，它与另一刺激受体非常相似，并且这类冗余内置于免疫系统中，让许多不同的分子和细胞都具有部分重叠相似的任务。科学家们猜测，这大概是为了帮助免疫系统变得强大：这种貌似冗余的功能确保了如果微生物干扰任何一个组分，其功能无论如何都可以由另一个组分来代替执行。但是在 1994 年，有一个在芝加哥大学实验室工作的杰夫·布鲁特（Jeff Bluestone）团队，在富有节奏感的布鲁斯·斯普林斯汀（Bruce Springsteen）音乐的陪伴下，

完美治愈
——激发自身免疫力

偶然发现 CTLA-4 的行为似乎与预期的完全相反。

　　杰夫·布鲁特的实验室首要任务是找到阻止免疫反应的方法，以帮助解决器官移植或自身免疫性疾病的问题。当时，其团队已经生产出可以阻断 CTLA-4 受体的抗体（以相同的方式，维尔克也研发出了对抗 TNF 细胞因子的抗体，在之前中讨论），这使得他们能够在 CTLA-4 失能情况下测试 T 细胞的发生。像其他人一样，布鲁特推测 CTLA-4 很可能是刺激受体，一个启动信号，并且通过阻断它，免疫系统的功能会减弱。

　　他说，他永远不会忘记有一天，他的学生特蕾莎·瓦鲁纳斯（Teresa Walunas）走进他的办公室，向他展示了这样的结果：用抗体阻断 CTLA-4 会导致 T 细胞反应更多，而不是更少。如果阻断 CTLA-4 会导致更强烈的免疫反应，那么 CTLA-4 一定是发出的关闭信号，而不是刺激信号。由于这一结果与主流观点完全相反，看起来这不是一个闪闪发光的"尤里卡时刻"。正如布鲁特回忆的那样，他的反应更像是："噢，这真是个特立独行的分子，但是，天啊，我怎么向别人解释它呢？"

　　布鲁特的两个朋友当时创办了一个新的科学期刊，名为《免疫》，碍于朋友的面子，他在这本期刊上发布了他的新发现。当时，他心里还有点嘀咕，万一新杂志销量不好，他做的工作就没什么人会注意到了。没想到的是，这本杂志在世界范围内，很快就成为研究免疫系统领域当中顶级期刊之一。

　　艾里森，布鲁特的竞争对手之一，时任加州大学伯克利分校癌症研究实验室主任。1989 年，他向师从于自己的博士生马修·马克斯·克鲁梅尔（Matthew Max Krumel）提出了同样的问题：找出 CTLA-4 的作用。实验开始之前，艾里森心里是有点茫然的，并没有一个很具体的想法和目标。正如克鲁梅尔所言，这是由好奇心驱动的科学，而不是由假设驱动的科学。好奇心也许不会杀死猫，而是开启了一段追逐科学的奇幻之旅。在不知道布鲁特实验室做了什么的情况下，克鲁梅尔还制造了能锁定 CTLA-4 的抗体，这样才可以测试 CTLA-4 被阻断时免疫反应的变化。那时候和现在相比，做抗体并不是件容易的事情，克鲁梅尔花了四年时间才找到了一种行之有效的配方。一旦手上有了抗体，他的实验结果与布鲁特的结果趋同了：阻断 CTLA-4 可以促进免疫反应，这与 CTLA-4 通常向 T 细胞传达阻断信号的想法一致。

尽管两个实验室得出了同样的结论，但免疫学界对他们的发现仍存在争议。部分原因是，黏附在 CTLA-4 上的抗体可能会阻断受体的工作，但原则上它也可能做相反的事情并触发它，阻断一个关闭信号与触发一个刺激信号会产生相同的结果。因为下面这个实验设计，争议得到了解决。科学家们发现，缺乏 CTLA-4 的转基因小鼠会在很小的时候死掉，原因在于免疫细胞的大量膨胀，超过了其身体负荷并产生了毒性水平的炎症。这清楚地表明，CTLA-4 对于关闭免疫反应至关重要，同时也证明了一点，关闭与开启免疫反应对健康而言都很重要。

接下来，克鲁梅尔开始生产大量抗体，用以测试阻断 CTLA-4 对不同类型免疫反应的影响。克鲁梅尔很忙，忙于测试阻断 CTLA-4 如何影响针对细菌蛋白质的免疫反应。很可惜，克鲁梅尔就这么忙忙碌碌地埋头拉车，错过了最重要的、称得上医学突破性的实验。可是艾里森不能等，他专门把达娜·利奇（Dana Leach）请来，以测试阻断 CTLA-4 是如何影响对肿瘤的免疫反应。重要时刻到来了。

利奇将抗体注入患有肠癌的小鼠中。艾里森希望通过阻断 T 细胞来关断信号，免疫系统可以更有效地攻击结肠中的肿瘤，让其生长速度减慢。没想到的是，实验结果甚至比他所希望的要好，实验中所有小鼠的肿瘤完全消失。"当达娜·利奇乐颠颠地向我展示初始数据时，我惊呆了。"艾里森回忆道。在1994年的圣诞节假期，他们重复了双盲实验，研究者不知道实验中哪些动物接受过抗体治疗。利奇建立了这个实验，然后就和他的女朋友度假去了，留下艾里森自己观察并测量肿瘤的大小。实验开始的时候，肿瘤的大小没变化。两周后，像变魔术一样，有一组小鼠中的肿瘤开始消退。稍后，它们完全消失。大家一定猜得到，这一组当然是接受过抗体治疗的小鼠。艾里森认为，对单个分子的阻断可能导致肿瘤完全消退，这一事实是非常惊人的。

在接下来的15年里，艾里森的团队和其他人发现，阻断CTLA-4还可以帮助治疗许多不同类型的癌症。在小鼠身上得到的好消息，必须进一步在人体进行测试。从动物到人身上，这道必须迈过去的关卡又出现在了眼前。事后看来很难相信，当时的艾里森为了将药物产品化、商业化，他陆陆续续接洽了很多医药公司和资助机构，但是，他遇到了巨大的阻力。不是他不努力，也不是他的药不好；而是因为之前很多失败的例子还历历在目，开始轰轰烈烈，最后黯然收场。例如使用细胞因子或树突状细胞疫苗，把它们用于人体之后大多数都以失败而告终，而且导致了复杂而严重的副作用。对利用免疫系统来对抗癌症这件事情，当时许多医生、学者和行业科学家从开始的欢呼雀跃，到深深的怀疑。"我有一些非常有名望的朋友，"艾里森很淡定地回忆说，"如果他们想当众侮辱我，他们就会说吉姆是肿瘤免疫学家，一位癌症狙击手。"

花了两年时间，终于有一家公司对艾里森的想法有了兴趣。最终，位于科罗拉多州的耐思星（Nexstar）生物技术公司对他的项目伸出了橄榄枝，任职在该家公司的免疫学家艾伦·科曼（Alan Korman）从艾里森的大学获得了艾里森研究想法的授权许可，正式开始着手研究阻止人类 CTLA-4 的抗体。随后，耐思星公司将这一想法转让授权给另一家位于新泽西州的梅德雷克斯（Medarex）公司，后者最近收购了第三家公司吉恩药业公司（Genpharm），该公司专业生产能够安全用于人体的抗体。一系列的公司运作之后，直接导致一种名为 MDX-010 的抗体横空出世，艾里森和其他人可以在临床试验中使用。这个过程与 19 世纪 90 年代的威廉·科利（William Coley）的工作再无二致，后者只是毫不拖延地在患者身上测试了他的想法。

在最初的小规模试验中，MDX-010 在一小部分患者中产生了持久的反应，但在其他患者中却导致了不良反应。较大规模试验结果则显示好坏参半。当医学界将癌症治疗成功的标准调整之后，MDX-010 变得有用多了，这样才没被淘汰，幸存了下来。有人会指责说，这是一种削足适履的行为。不过，精明的临床医生意识到，在某些情况下，根据现行规则，即使患者实际受益，这种新药也会被视为一种失败。

在医学界，一直以来评估癌症药物的成功是用化疗效果来确定的。化疗药物通常直接杀死癌细胞，如果治疗成功，人的肿瘤可以在数周内变小。对于使用抗体阻断 CTLA-4 的试验，即通过释放免疫系统的巨大力量来杀死癌细胞，一开始可能不会发生什么。甚至，测量肿瘤大小的时候会发现其变大了，正式表明治疗失败。但这些数字隐瞒了事实真相。随后，给予免疫系统足够的时间去工作，肿瘤可能就会收缩。我们现在知道，因为免疫细胞进入了肿瘤导致它膨胀，肿瘤可能在最初治疗阶段会变大，貌似是个坏消息，其实，这对于患者来说是个好消息。

对于利用免疫系统治疗癌症的药物而言，看样子，世界卫生组织关于癌症试验中成功的标准必须有所改变。这些规则，现在被称为与免疫相关的反应标准，应该给免疫系统做出反应的时间。比如，初始阶段的肿瘤变大是肿瘤爆发，而不一定是治疗失败的标志。这些规则的修改，一方面改写了那些拯救生命、造福人类的癌症药物的命运；另一方面，也说明制药工业和监管机构之间的关系很复杂，不应是相爱相杀，而应该是相辅相成、精诚合作，同时应该独立审查新药。

当他们实验的中期数据不理想，显示使用抗体阻断CTLA-4并不优于化疗时，制药巨头辉瑞公司退出了这一项目，但梅德雷克斯公司却坚持了下来。辉瑞公司做出撤退的决定没多久，新的实验数据显示，患者总生存期明显得到了改善。不过，辉瑞已将其抗体的权利卖给了由阿斯利康公司拥有的另一家米迪（MedImmune）生物研发公司。随着这种癌症疗法的效果渐渐明朗，辉瑞公司后悔了，随即改变了主意，并同意在 2016 年向这家小型生物技术公司支付 2.5 亿美元，重新拥有了能够阻断 CTLA-4 的抗体的所有权。与辉瑞公司的患得患失相比，梅德雷克斯公司的坚持得到了回报。2009年，以纽约为基地的百时美施贵宝（Bristol-Myers Squibb）花了超过 20 亿美元收购了梅德雷克斯公司，目标直指阻断CTLA-4 的抗体。即使该抗体仍在临床试验中进行评估，还没有确凿证据可以证明其在癌症方面的建树，但其价值显然已高达 200 亿美元。不用说，一个全新的癌症药物即使处于前景不明的状态，资金也会像被漩涡不由自主吸引一样，投资在汇聚，价值在飙升。

在梅德雷克斯公司被百时美施贵宝（Bristol-Myers Squibb）公司收购之后不久，感谢新的免疫相关反应标准的修改，关于阻断 CTLA-4 的抗体，其抗癌作用终于被证明是切实可行的了。在对黑色素瘤患者的决定性试验中，总生存期被用作评价的主要标准，而不是其他应对措施，例如肿瘤大小的变化。本试验中选取的这批患者，他们的皮肤癌已经转移到身体其他部位，预期寿命较短。终于，在 2010 年 6 月 5 日于芝加哥举行的年度癌症会议上，面对 30000 多名代表公布了结果，这一结果也同时在著名的《新英格兰医学杂志》上发表——使用阻断 CTLA-4 的抗体治疗，患者的平均存活时间从大约 6 个月上升到 10 个月。这是个前所未有的结果：在增加晚期黑色素瘤患者平均寿命上，以前的实验是一无所获。更让人大跌眼镜的是，其中一些患者居然长期受益，超过 20% 的人又多活了两年甚至更长时间。自那以后，一些早期接受药物治疗的人已经存活了十多年，莎伦·贝尔文就是幸运儿之一。

完美治愈
——激发自身免疫力

2011 年 3 月，美国食品药品监督管理局（FDA）批准了
这种新药，当时它被叫作伊匹单抗（Ipilimumab）仿制药（不
一定是在 MDX-010 基础上的巨大改进）和商标名 Yervoy。当
时就有预测认为，在美国每年被诊断出黑色素瘤的 68000 名
患者中，有 15％将接受伊匹单抗药物治疗。其费用在最初的
四个疗程中，将达到 80000 美元，而其全球销售额预计将在
2015 年高达 20 亿美元。对其价值的估计，看样子不是吹牛：
2015 年伊匹单抗药的实际销售额为 11 亿美元。毫不奇怪，开
发利用免疫系统的药物已成为整个制药业增长最快的领域。

不过，还有很多地方需要进一步改进。关掉 T 细胞的刹
车会产生副作用，包括皮肤、结肠、肝脏或其他器官中产生
了不必要的炎症。其中一些副作用可以通过抑制免疫系统的
平衡药物来解决，但有时副作用可能会危及生命。

也许最具挑战性的问题是这种药物只对小部分患者有
效，艾里森非常清楚这一点："我希望它能造福于更多的患
者。"艾里森的愿望——帮助超过五分之一的患者，不再是
空中楼阁，而是有望成为现实。在免疫系统中存在许多制动
器、可以被篡改的其他检查点、释放免疫细胞以更有效地对
抗癌症的其他方法。在此领域，艾里森走出了第一步，还会

有人接着走下去。

1992 年，日本科学家本庶佑在 T 细胞上发现了一种不同的蛋白受体。所有蛋白质都是由基因编码而成的，而作为寻找导致细胞死亡的基因的结果，这种特殊的蛋白质引起了本庶佑的注意。因此，它被赋予了另一个累赘的名字，程序性细胞死亡 1 或 PD-1。其实，它的命名是个错误，最终证明这种受体与 T 细胞的死亡无关；不过，多年来，PD-1 受体的作用一直是未解的谜团。一个明显的线索出现了，科学家们设计了一种老鼠，人为造成其体内缺乏编码 PD-1 受体的基因，在没有 PD-1 的情况下，小鼠的免疫系统反应更强烈，免疫细胞在受到刺激时增殖得更快；有些小鼠，特别是年长一些的，会自发地发展成自身免疫性疾病。这符合这样的观点，即 PD-1 也向免疫细胞发出关闭信号——这是免疫系统的另一个制动器——而如果没有 PD-1，免疫系统的反应性就会活跃，当自身免疫性疾病发生时，免疫系统就会过度反应。

我们现在知道，启动免疫反应后，各种免疫细胞（包括 T 细胞）在其表面呈现 PD-1 受体蛋白。该受体锁定在其他细胞表面的蛋白上，而这些细胞暴露于由免疫反应中释放出来的细胞因子中。一旦其 PD-1 受体蛋白以这种方式结合，就会触发免疫反应的关闭信号，免疫细胞就会停止其反应。通过这种方式，PD-1有助于阻止免疫反应过于激烈或持续太久。

在这种程度上，PD-1和CTLA-4的作用有重叠部分——都是免疫反应的刹车，但它们在不同的情况下发挥作用。PD-1锁定的蛋白质被暴露于炎症中的细胞诱导，同时，CTLA-4锁定在其他免疫细胞如树突状细胞上的蛋白质上。这意味着PD-1可能在降低持续的局部免疫反应方面特别重要，而CTLA-4可能在抑制整个免疫系统以预防全身性自身免疫性疾病方面更为重要。了解免疫系统不同制动器的互补作用成为研究的前沿内容，但据我们所知的，阻断PD-1在促进局部抗肿瘤反应方面可能是特别有效的，释放出已经成功渗透到肿瘤中，但却被PD-1制动器抑制的免疫细胞。

通过阻断CTLA-4所学到的知识，将有益于开发一种阻断PD-1的药物的计划。已经确定的是，比如，患者可能需要一段时间才能明显受益，也许最重要的经验是，成功阻断CTLA-4吸引了全世界范围内的制药公司蜂拥而至。临床试验很快证实，在黑色素瘤患者中，阻断PD-1甚至比阻断CTLA-4更有效、副作用更少。当PD-1制动器被关闭时，有证据显示，其他难以治疗的癌症也会屈服于免疫系统的攻击。从科学上讲，这意味着从阻断CTLA-4中获得的成功不仅仅是侥幸。它背后的想法——确保不关闭免疫系统来对抗疾病——是正确的。

这只是冰山一角。我们现在知道的是，免疫系统中还有其他20多个制动受体。这些受体中大多数可以关闭特定类型的免疫细胞，比如自然杀伤细胞、巨噬细胞、树突状细胞、T细胞、B细胞或其他细胞。我们现在必须在大大小小的学术实验室和公司里做实验，那些可以阻断受体的抗体，无论是单独还是联合，是否会释放出免疫细胞来对付不同类型的癌症。而且，不仅仅是癌症，免疫细胞在对抗长期病毒感染（如艾滋病病毒）后也会关闭。因此，松开刹车可能有助于释放免疫系统的能力，用于抵御长期的传染性疾病。

不幸的是，松开哪个免疫细胞的刹车可以影响哪一种癌症或疾病，这始终是个谜，我们真的对免疫系统知之甚少！但我们已经确定了系统中的许多制动器，并掌握了能够逐一关闭它们的技术。"也许，我们不知道免疫系统的全貌，"埃里克·维维尔（Eric Vivier）说，"但也许已经足够了……接下来要做的，肯定是一个更好的选择。"埃里克·维维尔和几个好友联合创立了一家免疫公司，志在寻求新的检查点抑制剂，这几位合作兼好友的科学家们发现并研究了自然杀伤细胞上的制动受体，尤其是对这些细胞上的阻断受体倾注了大量的人力、物力。到目前为止，我们不知道他们最终是否能得偿所愿；但对于全人类而言，不管是单独的还是联合的形式，有众多公司研究阻断多种免疫细胞上的受体，测试不同疾病的情况。换句话说，在这个领域大量投资似乎是一种明智的策略。

然而，在患者层面上，随着新的检查点抑制剂的发现，更重要的是找到方法来提前确定谁有最好的机会对其做出反应。有人曾提出轮流尝试每一个检查点抑制剂，但这实在是太简单粗暴了。为了避免给可能容易产生严重副作用的患者服用检查点抑制剂，并确保他们得到最有可能起作用的药物，我们需要事先准确地了解患者体内发生的情况。用于此目的的各种措施在术语中称为"生物标记物"。一个常见的生物标记物，即血液计数，是医院的常见检查方法；似乎只要看一眼血滴中的细胞数量，就可能知道某人是否患有贫血或感染。但是一个简单的血液计数过于广泛和不精确，对于检查点抑制剂，我们需要更精确的生物标记物。

　　有一种潜在的生物标记物，它可以测试人体免疫细胞表面上存在哪些制动受体，从而检测患者体内的哪些制动器已打开，这可以帮助我们有针对性地选择特定受体的检查点抑制剂。我们还可以分析肿瘤本身，找出其是否包含一种蛋白质分子，它可以触发免疫细胞上特定制动受体。原则上，这可以预测是否阻断 PD-1 制动系统，这点对患者是有利的。不幸的是，说起来容易做起来难，用这种方法预测患者的反应已经引起了争议。首先，刹车制动装置是充满变数的，制动装置和免疫系统的关系每天都不一样。同样，治疗后情况也会发生变化，当一个制动装置因一个检查点抑制剂而停止时，肿瘤可能会适应利用另一个制动系统。除此之外，即使在同一个患者身上，免疫细胞和癌细胞变化也是很大的。一个肿瘤有时被认为不是一个单一的疾病，而是超过一百万个不同的疾病，其数百万个癌细胞也各有些许细微的差别。诚然，寻找这种预测性生物标记物是很重要的，但作为一个研究领域，它似乎还太嫩了点。

　　科学家们孜孜以求搜索生物标记物，实际上，这项工作可能很快会导致其他问题。虽然很少有人会反对做下面的工作，即预先知道阻断 PD-1 制动系统是否能帮助癌症患者；但是，从使用生物标记物，到健康问题还没有显现之前，就用它们对免疫系统进行描述，这其实并不是一个很大的飞跃。如果我们可以详细地检查个体免疫系统的状态，比如，每个人体内是否存在有特定的免疫细胞，这是种可能导致此个体在老年患上自身免疫性疾病的细胞；又抑或监测免疫系统中调节细胞数量的个体变化，以及预测谁最有可能受益于特定的药物，这可以让我们对个体的整体健康进行准确评估，这样就可以预测个体最容易患上哪些疾病。尤其是基因研究和基因测试引起了大量的争论，因为他们担心会导致可怕的机械文明，如阿道司·赫胥黎《美丽新世界》里面所述的那样。不过，我们可以通过一个意想不到的后门来结束争议——免疫系统科学。

不管政府是否干预基因研究，以上的美好愿望其实也很难成为现实，因为免疫系统过于复杂，实在是无法预测的。随着更进一步地了解免疫系统制动装置的工作原理，科学家们也更加意识到免疫系统是多么复杂。CTLA-4 抑制 T 细胞的一种方法是锁定并掩盖其他细胞上的刺激蛋白，从而有效掩盖免疫系统的警报信号。除此之外，CTLA-4 还能在其他免疫细胞上捕获共刺激蛋白，不仅可以遮掩它们，还可以将它们撕掉并销毁，从而有效地屏蔽免疫系统的报警信号。CTLA-4 的能力还远不止这些。事实上，作为免疫细胞的制动装置，CTLA-4 也是一种加速器，从某种意义上说，它能使免疫细胞移动得更快。

首先，CTLA-4 减少了免疫细胞之间的接触时间，因此，降低了它们相互作用的能力，并降低了总的免疫反应的能力。其次，CTLA-4 驱使免疫细胞快速运动，导致免疫细胞难以抓住一个癌细胞，也没有足够的时间停留在癌细胞上去杀死它。那么，可以推测的是，阻断 CTLA-4 有助于癌症患者体内停止以上一些过程。不过，也许还有我们不知道的事情在发生。

艾里森用一种抗体来阻断 CTLA-4 受体，阻止其发挥作用。然而，在人体中自然产生的抗体不仅仅是阻断它们黏附的受体。抗体是 Y 形蛋白质分子，作为我们自然免疫防御的一部分，它锁定病菌或患病细胞；利用双管齐下的末端黏附在病菌或患病细胞上，而后端则暴露在外面。而免疫细胞有适合抗体后端的受体，一旦免疫细胞与抗体后端受体相连，随即免疫细胞被触发、杀死或吞没前端与之相连的任何东西。这意味着，虽然艾里森治疗方法中的抗体，其前端可能阻止 CTLA-4 受体的工作；但抗体的后端，至少从原则上来说，可以吸引免疫细胞破坏抗体黏附的 T 细胞。从表面上看，对于激发和促进抗肿瘤反应而言，杀死人体的免疫细胞似乎是一件有益的事情。但这里一定隐藏着一个重要的转折节点。

坂口志文（Shimon Sakaguchi）发现的调节性 T 细胞（一

种守卫细胞，在前面曾经讨论过），在其表面具有较高浓度的CTLA-4。因此，理论上，艾里森的抗体可以锁定、标记调节性T细胞，将其销毁。这些都是实验数据，是否同样发生在患者身上，一直争议不断。但如果这是正确的，那么艾里森的抗体可能会以一种与他推测完全不同的方式松开免疫系统的刹车：它可能部分地通过触发调节性T细胞的破坏而起作用。

总的来说，抗CTLA-4的抗体是如何帮助癌症患者的，目前还不完全清楚其确切方法；也许，它对人体的影响是方方面面的，至关重要的是它帮助了人类、拯救了世界。从科学的角度来看，科学家们更关心的是它工作的方式，不只是作为学术兴趣，也不全是为了满足好奇心，而是为了更深入地了解免疫系统的刹车装置是如何工作的，以及这些治疗性抗体如何帮助患者调整治疗计划，提高药物疗效，了解需要治疗的患者，并针对同一过程中涉及的其他分子创造替代方案。

有种方法可以实现艾里森的愿望——检查点抑制剂的成功，它不仅仅可以单独使用，而且可以和其他药物一起共同使用。四种药物的组合——靶向肿瘤的抗体、细胞因子、疫苗和检查点抑制剂，这种组合在小鼠身上使用，已证明可以根除无法治愈的大肿瘤。每一种药单独有一定的疗效，但联合起来就成了一种治疗方法。不同药物的组合肯定对癌症患者是有用的，但问题是如何找到合适的组合。大量的排列组合可以尝试，每个成分又有自己的剂量和时间要求，这也可能会有所不同，具体取决于药物治疗方案中其他的药物。一种方法是扩大规模，但可惜没有足够的患者来做"药人"。做事不能纯靠运气，我们还需要正确的战略方针，需要不同的学术机构合作，共同完成这个艰巨的工程。

肖恩·帕克（Sean Parker），一位亿万富翁企业家，是音乐分享服务 Napster 的联合创始人，脸书的第一位总裁，他的形象曾由贾斯汀·汀布莱克（Justin Timberlake）在电影《社交网络》（*The Social Network*）中扮演。2016 年，肖恩·帕克 36 岁的时候，他捐赠了 2.5 亿美元，成立了帕克研究所（Parker Institute），这是一个由 6 个美国癌症中心的 40 多个实验室合作的项目；或者用他的话说，这是一个用免疫系统治疗癌症的曼哈顿项目。他在洛杉矶贝尔艾尔（Bel AIR）价值数百万美元的家中举办了一个派对，庆祝成立该研究所。嘉宾包括演员汤姆·汉克斯、戈迪·霍恩和肖恩·潘、魔术师大卫·布莱恩、喜剧演员詹姆斯·科登和音乐家"红辣椒"、凯蒂·佩里和嘉嘉小姐（Lady Gaga）。名人效应、癌症治疗和热钱的大量涌入，这场派对是如此吸睛，舆论风暴将癌症免疫疗法带到了社交媒体的各个角落。谁不喜欢大量的现金注入呢？"这是一件很棒的事。"某个电视访谈节目上汤姆·汉克斯对着主持人说道。

"肖恩·帕克把六个美国癌症中心作为一个整体，这样他们就可以及时分享所有关于癌症研究和免疫治疗的信息，这将改变癌症研究的方式和癌症患者的治疗方法。你不觉得这是件好事吗？"

据报道，帕克身家估值在 30 亿美元上下。他身边曾经有一个亲密朋友劳拉·泽斯金（Laura Ziskin），劳拉是一名电影制片人，她的作品包括《漂亮女人》和《蜘蛛侠》，2011年死于癌症，那年她六十岁，她的意外病故成了帕克下定决心与癌症抗争的原因之一。他期望像当年破解音乐一样，破解癌症。作为一个网络达人，很自然地将免疫治疗比作了黑客。对他来说，黑客就是一种巧妙的方法，利用现有系统，完成无法企及的目标。虽然，癌症远比音乐复杂，战胜癌症前路坎坷；但是，帕克大无畏的态度还是受到了广泛的欢迎。"黑客有共同的价值观，"他在《华尔街日报》（*The Wall Street Journal*）中写道，"这是一种反建制偏见，一种极端透明的信念，一种探寻系统漏洞的敏锐嗅觉，一种用优雅的技术和社会解决方案‘破解’复杂问题的渴望，以及近乎偏执地相信数据可以解决所有问题。”

在提供资金的同时，帕克研究所的成立彻底改变了癌症研究的立项、获取资助、知识产权商品化的模式。以往不同癌症中心为了争夺政府资助，不得不互相竞争；而且，在评估过程的数月之中，必须保证数据不被泄露。有了帕克提供的公共资金之后，六个癌症中心之间的竞争壁垒被打破，信息可以随时分享共用。不但信息共享，知识产权也是共享的，这样就可以少走很多弯路，比如，知识产权被倒闭的小型初创公司弄丢，或因卷入大型制药公司股权更迭，导致被束之高阁的下场。而随着知识产权的商业化，产生的利润将由各个发现者和所有相关癌症中心分享。一个单独的中心可以通过保留自己的知识产权来获得更多的资金，但帕克说服了不同的癌症中心注册共享，这样每个人获得了更大的赢面。正所谓团结就是力量，众人拾柴火焰高，癌症治疗的进程被快速推进。

昔日的竞争对手，布鲁特和艾里森，他们俩在帕克研究所的大树下和睦相处。或许，六个癌症研究中心的领导人即将迎来取得辉煌成就的下半辈子。硅谷的头脑风暴被借鉴：冒险，失败，继续前行。同时，管理过程也在改革，文书工作得到了精简。现在，任何一家医药公司想要测试一种新药，他们只需要与帕克研究所签署一份协议，就可以在所有六个癌症中心开展工作。而在以前，医药公司要分别与每个中心单独谈合同，这样就会延误几个月的工作。

布鲁特成为该研究所的第一任总会长。他说，帕克提供了所需的资源和大量的资金，扫除官僚机制带来的障碍，让科学家们在这种宽松的环境下不断创新。帕克还创建了一个"沙盒"（sandbox），用以隔离外界不安全因素的影响。在其麾下，科学家们相互信任，分享头脑风暴。布鲁特在一次采访中说道："坦率地讲，我们正在经历一场令人炫目的、生物医学带来的革命。这和19世纪末到20世纪初的工业革命完全不一样。在科技发达的现在，我们有更多的机会获得知识、各种实验工具和技术，在生物医学科学领域，我们有更多的机会获得伟大的想法——虽然，免疫细胞的技术是非常复杂的，但我们开始能够解码，渐渐地开始利用它来攻击癌症。"

他谈到的这场革命不仅仅涉及检查点抑制剂，免疫疗法发展到现在，已经开发出数百个研究方向的分支。帕克研究所的研究目标中有一个是与众不同的，其致力于将不同的想法组合在一起，测试组合之后是否有奇效。检查点抑制剂并非对所有人都有效，可能是因为它们最大限度地释放了人体内已经存在的免疫反应——这意味着，对于突变相对较少、免疫系统不易察觉的癌症，它们的效果并不好。有一种方法可以解决以上问题，即检查点抑制剂与另一种治疗方法结合起来，以确保患者具有可以检测到癌症的免疫细胞。

那具体该怎么做呢？我们回顾一下在本书中的内容，20世纪 80 年代，史蒂文·罗森伯格（Steven Rosenberg）当年是如何尝试治疗癌症的。他从患者身上分离出免疫细胞，在实验室里用细胞因子刺激它们的活动，然后将它们注回患者体内。虽然很偶然，但也有成功的案例，但随之而来的是严重的副作用。分析其效果不佳的原因，很可能是培养基中生长的是含有多种不同类型的免疫细胞，其中只有一小部分能够攻击肿瘤。

2011 年，宾夕法尼亚大学的卡尔·琼（Carl June）采用了一种更为复杂的方法，并治愈了一名白血病患者。像罗森伯格一样，他从患者身上提取了 T 细胞，但在注入患者体内之前，他对 T 细胞进行了基因修饰，在其中加入了一种新的

完美治愈
——激发自身免疫力

受体，一种靶向该患者癌症细胞的受体。这被称为 CAR-T 细胞疗法，以添加的受体（CAR 代表着嵌合抗原受体）命名，嵌合抗原受体就像定位导航装置，其前端锁定癌细胞，后端可触发 T 细胞对癌细胞的杀戮。通过这种方式，将患者 T 细胞这个普通"战士"改造成"超级战士"，即 CAR-T 细胞，其利用"定位导航装置"CAR，专门识别体内肿瘤细胞，并通过免疫作用释放大量的多种效应因子，它们能高效地杀灭肿瘤细胞，从而达到治疗恶性肿瘤的目的。事实上，这种创新的想法早在 1989 年就已经提出，20 多年后才最终成为现实，并最终取得了成功。为什么花了这么长时间，其中一个原因是，开发一种将额外受体插入 T 细胞的程序花了很长时间。最终，琼使用了禁用的艾滋病毒版本，利用该病毒感染 T 细胞的自然能力，可以在其感染的任一细胞中插入其基因的副本。

琼和他的同事寄希望 CAR-T 细胞疗法能给癌症患者带来好处，但不敢奢望癌症患者得到痊愈。实验中前三名患者中有两人获得了这样的缓解，其中有一位 65 岁，身患慢性淋巴细胞白血病的科学家，接受了 1400 万个转基因 T 细胞的治疗。在病情得到缓解之后，他匿名在宾夕法尼亚大学的网页上写下了如此的感受："我是名科学家，当我还年轻的时候，我是多么渴望成就一番事业，造福于人类。没想到的是，我居然成了这个划时代实验中的一部分，而治疗结果如此震撼，以至于我仍在努力理解我是其中一员的巨大意义，以及这一结果对无数患有慢性淋巴细胞白血病或其他癌症的人意味着什么。"2017年8月30日，美国食品药品监督管理局批准了使用CAR-T细胞疗法用于治疗一种癌症，几周后又批准可以用于治疗另外一种癌症，这让癌症治疗迎来了革命性的转折。

CAR-T细胞疗法的最佳版本正是现在所需要的。但是，还有许多参数需要进一步的研究：我们还不知道癌细胞上的哪些分子是最好的靶点、是否每个癌细胞都必须拥有相同的特征；而如何减少攻击无辜的健康细胞，从而减少药物对人体产生副作用，这也是很重要的考量因素之一。从原则上来看，与以往的癌症治疗方法相比，CAR-T细胞疗法可以更广泛地用于其他癌症患者身上。既然T细胞可以被设计和改造，那么，针对导致自身免疫性疾病的人体免疫细胞，可以专门设计一款T细胞去杀死它。但是，这一过程中还存在着一个问题，最大的问题之一是遗传强化的免疫细胞的毒性。现在看来，琼的实验版本中的CAR-T细胞疗法比罗森伯格的更为复杂；但是，随着时间的流逝，由于还处于初始阶段，琼的实验也终将会显得粗糙和不完美。

完美治愈
—— 激发自身免疫力

琼、布鲁特和帕克研究所的其他人正在寻求一种组合疗法,将 CAR-T 细胞疗法和检查点抑制剂疗法结合起来。基因工程技术发展到现在,已经有了让梦想照进现实的能力,免疫细胞可以轻易地被科学家设计,产生出具备各种功能的"超级战士"。新的计划如下:设计一款 T 细胞,其受体不但具有识别癌症的能力,还可以松开刹车装置。这样一来,增强的 T 细胞在体内的存活时间有望更长;同时,人们也寄托了更多的希望,与更广泛地释放免疫系统的治疗方法相比,松开这些细胞的刹车将导致更少的副作用。

有趣的是,新的癌症治疗方法在意想不到的地方蹦了出来。例如,新版本的沙利度胺,一种曾用于缓解孕妇晨吐、但却导致数千名新生儿死亡或出生时四肢畸形的神秘药物,没想到的是,它也能增强免疫系统攻击癌细胞的能力。在1954 年初,为了寻找一种更便宜的方法来制造抗生素,在此过程中,无意之中发现了一种副产品——沙利度胺。德国格伦塔尔(Grünenthal)制药公司以多种方式对这种新化学物质进行了测试,看看它可以对付哪种疾病,最终发现它可以作为镇静药使用,可预防孕妇晨吐。几年之后,悲剧发生了,超过 10000 名婴儿因沙利度胺而四肢畸形,出现了大量的"海豹儿",俗称"反应停事件",好好的一种新药变得臭名远扬。1962 年，这种药物在全世界范围内被禁止使用。然而，意想不到的事情发生了，几年后，科学家们发现，沙利度胺可以减缓一种特殊的麻风病并发症患者的痛苦。对此进行进一步研究后发现，沙利度胺对人体有许多影响，特别是对免疫系统。美国赛尔基因（Celgene）公司发明了一种更安全的沙利度胺衍生物，现在作为来那度胺（Revlimid）（商品名）出售，它可以帮助治疗至少一种癌症，比如多发性骨髓瘤。我父亲就患有多发性骨髓瘤，因为服用了来那度胺而多活了很多年。而我的实验室主要致力于以下两点：研究沙利度胺衍生物的工作原理，找出更好的版本。沙利度胺衍生物以多种方式运作，但它确实做到了一件事情，那就是降低了人体自然杀伤细胞被激活和攻击癌细胞的门槛。

21 世纪的今天，我们正处在健康产业大变革的前夜，太阳即将升起，希望就在眼前，但躲在暗夜中，遮住日出的最大障碍显然是全球性的日益加大的贫富差距，世界上几乎有一半人口生活在极度贫困线之下，每天的生活费不到 2 美元。另一方面，生产和提供新药的资金则更加惨不忍睹，埃博拉病毒的疫苗研发就是一个活生生的例子。自从 1976 年埃博拉病毒在贫困的非洲被发现并泛滥，埃博拉病毒的疫苗研发就始终没有什么突破；直到埃博拉病毒渐渐在全球传开，威胁到其他国家之时，富裕的国家才重视起来，着手开始研究这种病毒和研发疫苗。尽管制药行业和人类生死息息相关，但制药业毕竟只是企业，而不是一家慈善机构。企业在决定研究重点时，资金的来源和背后的目的即使不是决定性因素，也是一个关键性的因素。虽然这是一本关于思想、科学、历史和我们作为一个物种的轨迹的书，但如果不提横亘在新药前进之路上的财政问题；那么，夸夸其谈新药的文章将是脱离现实、自欺欺人的把戏。和经济利益相比较，所有人类和地球上其他生命的福祉是最最重要和至高无上的，是最值得付出的对象，我们迫切需要新的国际机构、各种医学研究和药物的资助。怀揣着对未来的希冀，我张开双臂去拥抱一个崭新的未来世界。

与所有的科学和技术革命一样，汲取了多少新知识已经不那么重要了，理论和实践是一对双生花，没有用于实践和造福于人类的知识和理论，终将被我们的子孙后代所抛弃。

后 记

在我看来，科学是多元化的、多领域的，它涉及生活的方方面面。科学，它可以体现为一种方法、一次旅程、一条通往力量的道路、一种知识体系、一件读书时你喜欢或讨厌的东西、一个由无数碎片组成的拼图游戏；它甚至是游离于善恶之间的一种力量，既可以是喂饱人类的食物，也可以是毁灭世界的大规模杀伤性武器。不过，毋庸置疑的是，科学在治疗疾病方面已经取得了很大的成功，并且未来可期，将来会更美好。

虽然，在运用科学技术治疗疾病上，我们取得了长足的进步；但是，和我们自己与生俱来的本领而言，那只能说是小巫见大巫，这里我们就不得不提到免疫系统，免疫系统作为人体用于自我治疗的神秘"武器"，它远远比我们设计的任何药物都强大。免疫系统，它日日夜夜守护着我们，在不知不觉中，大多数有害的微生物就被它干掉了。数十年来，科学家们才将目光转向了人类自身的免疫系统，通过研究其中某种类型细胞的缺失或增加、基因失活或增强、某种化学途径开启或关闭时发生的情况来揭露其工作原理。虽然研究的过程中，有人遇到了短暂的挫折，甚至陷入泥泞不能自拔；不过，一路蹒跚走来，科学家们正在逐步解开免疫系统的真面目。仰望星空，面对宇宙，我们人类是如此无知、懵懂和渺小；让人惊讶的是，我们对自身的免疫系统也是同样的知之甚少。虽然，一代又一代的科学家们被好奇心驱使着，飞蛾扑火一般地，试图走进免疫系统这个秘密藏宝之地。但是，目前看来，所有理论都存在缺陷，每种思想仅在限定的条件下才有效，所有事物都只是某种近似、好像和可能。尽管前路漫漫，我和其他成千上万的人仍然孜孜不倦，也许终其一生也一无所获。但我们坚信总有一天，我们可能会发现一个关于免疫系统的统一理论、一些可以精确捕捉其工作原理的原理，或者绘制出一张逻辑清晰的图表，到那一天，我会将它印到 T 恤衫上以作留念。在怀揣理想和热情的同时，我们心里也明白一个道理——也许我们努力的方向就是错误的，也许根本就没有结局，只是一场黄粱美梦罢了。虽然听起来很悲伤，但却有很大的可能性。

也许免疫系统以及整个人类生物学比我们目前所想象的更加多元化，现在看来，执着于任何单一的观点都显得太狭隘了。物理学家早就学会了接受这样一个奇怪的事实，基于测量方法的不同，光有时表现得像波，但有时看起来又像粒子。在我看来，免疫系统具有千奇百怪的外在表现，恰恰显示出其内在异常复杂的功能。学海无涯，人类的认知都是局限的，我们不能草率地下结论，认为免疫系统只会感知和寻找威胁所在，或者是专业区分人体自身和外来物。这些想法虽然比胡编乱造要有用一些，但是到目前为止，科学家们对免疫系统运行的规则还是一知半解。由于免疫系统像所有的人类生物学一样，没有任何原则性的基础而进化，寻求免疫系统可能是徒劳的。换句话说，人类根本不了解自己，我们既不知道自己从哪里来，将来又会到哪里去。

我们来展望一下不远的将来，也许我们可以通过一些精确的数据来预测一个人的健康——比如对不同血细胞的详细分析——并将这些信息输入数学或计算机模型中（就像数学是描述光的行为的唯一方法一样）。同时，利用我们现有的知识，有针对性地选择明智的生活方式，并创造新的药物来对抗感染、癌症、自身免疫性疾病和其他类似疾病。未来，也许我们可以量身定做生活方式，让人类活得更健康；但是，死亡还是不可避免的，通往天堂的路上还是熙熙攘攘。

正像有些失聪人士并不想回到喧嚣的有声世界一样，子非鱼焉知鱼之乐。从现在起，作为科学家，我们必须谨慎地向前迈出一步，仔细思考我们要做的事情会带给人类的影响。科学是多元化的，但它也不能承载过分追求完美而消除异己的行为。比如，在20世纪50年代和60年代的英国，同性恋者被认为是一种不完美的人群，同性恋被当作一种疾病，用补充雌激素或用电击来治疗，当时给多少人带来痛苦，现在看来是多么不可思议。

于我而言，对于人体精彩纷呈的"神秘"功能，我是抱着怀疑和好奇的态度去研究和分析的，仔细而又审慎。科学的历程在于——不断地攀登和不断地获取知识，这是科学的两大关键点，也是走向成功的必经之路。

致　谢

　　我特别感谢接受采访的科学家们，他们包括：阿恩·阿克巴、布鲁斯·贝特勒、杰弗里·布鲁斯通、莱斯利·布伦特、布莱恩·克鲁金、凯瑟琳·埃尔斯、马克·费尔德曼、乔丹·古特曼、朱尔斯·霍夫曼、马修·克鲁梅尔、刘易斯·拉尼尔、布鲁诺·莱梅特、珍妮特·洛德、安德鲁·劳登、安德鲁·麦克唐纳、拉文德·梅尼，奥菲尔·曼德尔博伊姆、波利·马特辛格、鲁斯兰·梅德日托夫、沃纳·穆勒、克里斯蒂安·穆恩兹、卢克·奥尼尔、彼得·奥彭肖、菲奥娜·鲍里、大卫·雷、阿克希莱什·雷迪、西蒙·萨卡吉、马克·特拉维斯、扬·维尔克·埃克、埃里克·维维尔和圣地亚哥·泽勒奈。

　　我还感谢许多其他人，他们帮助我解决了一些书中的具体问题，包括：沃尔特·博德默、蒂亚戈·卡瓦略、马修·科布、阿拉斯代尔·科尔、弗朗西斯科·科卢西、斯蒂芬·艾尔、勒罗伊·胡德、乔纳森·霍华德、特蕾西·胡塞尔、约翰·英格利斯、皮帕·肯尼迪、菲利普·马拉克、史蒂夫·马什、

293

大卫·摩根、韦恩·帕特考、埃莉诺·赖利、陆克德、戴维·桑森、马修·舍夫、肯德尔·史密斯、罗伯特·辛登和简·维托科夫斯基。我非常感谢那些对部分或全部文本的早期版本发表评论的人，包括：维罗妮卡·巴特尔、多琳·坎特雷尔、乔治·科恩、马克·科尔、西亚蒙·戈登、萨利姆·哈库奥、安德鲁·麦克唐纳和奥费尔·曼德尔博伊姆。重要的是，这本书中的任何错误都由我一人承担。

玛丽莲和杰拉尔德戴维斯，我要感谢他们对我长期、无私的支持。我还要感谢马修·科布、阿尔芒·勒罗伊和彼得·帕勒姆对我的鼓励，以及多年来指导我思考的研究团队成员。我还感谢曼彻斯特大学的领导，包括南希·罗斯威尔、马丁·汉弗里斯、伊恩·格里尔和特蕾西·胡塞尔，以及我在伦敦帝国学院的其他人，包括玛吉·达尔曼、默里·塞尔基尔克和伊恩·欧文斯，我还要感谢杰克·斯特罗明格，在哈佛大学他的实验室里面，我开始了研究免疫系统的科学之旅。

我的编辑，鲍利海出版社的威尔·哈蒙德，对这本书的整体形式以及最终文本产生了重要的影响。我也非常感谢大卫·米尔纳，他以极高的技巧复制和编辑了这篇文章。卡洛琳·哈德曼，我在哈德曼与斯温森出版公司的文学经纪人，从一开始就提供了极大的帮助。最重要的是，我感谢我的妻子凯蒂，以及我们的孩子布莱尼和杰克，和我一起分享了这一段著书过程。

图书在版编目（CIP）数据

完美治愈：激发自身免疫力 /（英）丹尼尔·M.戴维斯著；
邹海心等译. — 长沙：湖南科学技术出版社，2022.4
　　ISBN 978-7-5710-1095-9

　　Ⅰ．①完…　Ⅱ．①丹…　②邹…　Ⅲ．①免疫学—普及读物
Ⅳ．①R392-49

中国版本图书馆 CIP 数据核字(2021)第 147286 号

Copyright © Daniel M Davis 2018
First published as The Beautiful Cure by Bodley Head, an imprint of Vintage.
Vintage is part of the Penguin Random House group of companies.

湖南科学技术出版社获得本书中文简体版中国独家出版发行权。
著作权登记号：18-2022-061
版权所有，侵权必究

WANMEI ZHIYU——JIFA ZISHENG MIANYILI

完美治愈——激发自身免疫力

著　　者：[英] 丹尼尔·M.戴维斯
译　　者：邹海心　聂瑛洁　毛健
出 版 人：潘晓山
策划编辑：邹海心　刘英　李媛
出版发行：湖南科学技术出版社
社　　址：长沙市芙蓉中路一段 416 号泊富国际金融中心
网　　址：http://www.hnstp.com
邮购联系：0731-84375808
印　　刷：长沙鸿和印务有限公司
　　　　　（印装质量问题请直接与本厂联系）
厂　　址：长沙市望城区普瑞西路 858 号
邮　　编：410200
版　　次：2022 年 4 月第 1 版
印　　次：2022 年 4 月第 1 次印刷
开　　本：880mm×1230mm　1/32
印　　张：10
字　　数：180 千字
书　　号：ISBN 978-7-5710-1095-9
定　　价：68.00 元
（版权所有·翻印必究）